イラストでよくわかる

知的障害・発達障害のある子どもへのコミュニケーション支援

合理的配慮にもとづいたことばとこころのサポートブック

編集 湯汲英史 公益社団法人 発達協会常務理事

診断と治療社

はじめに

　知的障害や自閉症の子たちと関わるようになったのは，大学で心理学を勉強している頃だ．当時，心理学の世界では子どもたちを「被験者(児)」と呼び，発語を促す方法など，さまざまな実験が行われていた．

　その頃，1歳や2歳で「障害あり」と診断されたものの，社会の受け入れは不十分だった．幼稚園や保育所に，なかなか入れない状況だった．そこで，診断されたまま放置状態の親子に，自主保育グループなどが支援を行うようになった．筆者が関わるようになったきっかけは，この自主保育グループに参加したからである．40年前の話である．

　1990年前後から，障害への見方が変わってきた．一つには，当事者の手記が読まれるようになったからだ．自閉症の感覚の問題は，それ以前から知られていたが，本人の手記により確認された．しかし，手記の影響はそれだけにとどまらなかった．障害があっても，私たちと同じに，「理解されたい」「表現したい」などの思いのあることがわかった．それまで，私たちとの違いにばかり目が行きがちだったのが，共通する部分の多さに気づくようになった．

　その後，2000年頃から「本人の意思尊重や自己決定を促す」重要性が言われるようになった．国際的な組織である「世界育成会連盟（インクルージョン・インターナショナル）」の世界会議でも，意思尊重などがテーマとして取り上げられた．それらの動きが，2006年国連で，「障害のある人の権利条約」が採択されることにつながる．21世紀初めての，人権条約となった．

　知的障害や発達障害への見方は，時代によって変わってきたし，これからも変遷を繰り返していくであろう．しかし，意思や自己決定の尊重の流れは変わることはない．また合理的配慮のもとに，本人とコミュニケーションを取ることが求められ続けるのは確かだ．

　本書が，障害を持ちながらも懸命に生きる人たち，それから懸命に支援する関係者たち，双方の未来を切り開くために役立つことを祈る．

2016年10月

湯汲英史

イラストでよくわかる　知的障害・発達障害のある子どもへのコミュニケーション支援
合理的配慮にもとづいたことばとこころのサポートブック

目次

はじめに　iii

執筆者一覧　vi

イントロダクション　〜合理的配慮にもとづくコミュニケーションとは　湯汲英史　1

求められる合理的配慮　2

重要なコミュニケーションへの配慮　5

第1部　話すときの注意ポイント　9

1. ワーキングメモリへの配慮　湯汲英史　10
2. 子どもの気質，性格，思考　本間慎治　14
3. 言語環境と子どもの関係　本間慎治　17
4. 単語と二語文　本間慎治　20
5. 多語文と助詞（1）　助詞と関係性の理解　本間慎治　24
6. 多語文と助詞（2）　助詞の間違いと修正　本間慎治　28
7. 感情の切り替え（1）　二つの感情　湯汲英史　31
8. 感情の切り替え（2）　切り替えことば　湯汲英史　34
9. 判断基準を教える（1）　教えたい判断基準　湯汲英史　37
10. 判断基準を教える（2）　子どもの社会性　湯汲英史　40
11. 判断基準を教える（3）　関わりことば―自分のことを知る　湯汲英史　43
12. 判断基準を教える（4）　関わりことば―誤解を解く　湯汲英史　46

第2部　聞くときの注意ポイント　　　藤野泰彦　49

1. 映像的な話，まわりくどい話（要領を得ない話の背景） ……………… 50
2. 成長，発達する子ども（成熟の途上にある子ども） …………………… 52
3. 記録の大切さ（成長を知るためには記録が必要） ……………………… 54
4. 保護者の話から子どもの姿を知る
（保護者の日常的な情報は重要なニュースソース） …………………… 56
5. 関係者から情報を聞く（学校等との連携） ……………………………… 58

Point of View ～さらに理解を深めるために　　　61

① 知的発達障害とは …………………………………………… 一松麻実子　62
② 自閉症スペクトラム障害（ASD） ………………………… 一松麻実子　67
③ 注意欠如／多動性障害（AD/HD） ………………………… 藤野泰彦　72
④ 発達性協調運動障害 ………………………………………… 藤野泰彦　76
⑤ 学習障害 ……………………………………………………… 藤野泰彦　80
⑥ 評価の難しさ ………………………………………………… 坂爪一幸　83
⑦ 神経心理学的な見方（1）　高次脳機能をみる …………… 坂爪一幸　89
⑧ 神経心理学的な見方（2）　ことばの働きをみる ………… 坂爪一幸　99
⑨ 障害のある子への医療 ……………………………………… 坂爪一幸　102
⑩ 障害のある子と福祉 ………………………………………… 一松麻実子　104
⑪ 障害のある子と教育 ………………………………………… 坂爪一幸　107
⑫ 働く …………………………………………………………… 一松麻実子　114

索　引 ……………………………………………………………………… 116

執筆者一覧

● 編 集

湯汲 英史　　公益社団法人 発達協会常務理事
　　　　　　　言語聴覚士／精神保健福祉士

● 執 筆（五十音順，肩書略）

坂爪 一幸　　早稲田大学教育・総合科学学術院
　　　　　　　博士（医学）／言語聴覚士／臨床心理士／臨床発達心理士

一松 麻実子　公益社団法人 発達協会
　　　　　　　言語聴覚士／精神保健福祉士／社会福祉士

藤野 泰彦　　公益社団法人 発達協会
　　　　　　　言語聴覚士

本間 慎治　　公益社団法人 発達協会
　　　　　　　言語聴覚士

湯汲 英史　　公益社団法人 発達協会
　　　　　　　言語聴覚士／精神保健福祉士

イントロダクション

合理的配慮にもとづくコミュニケーションとは

イントロダクション

求められる合理的配慮

合理的配慮とは何か

1) 障害と4つのバリア

よく目にするようになった合理的配慮ということば.

このことばは, 国連で採択された「障害のある人の権利条約」で示されている.

障害のある人たちには, 4つのバリアがあるとされる.

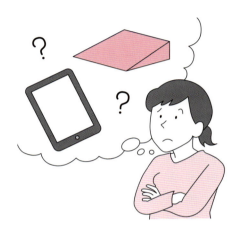

① 物理的バリア

車椅子を使っている人は, 階段が目の前にあると移動ができない. 階段がスロープになり, あるいはエレベーターが使えれば移動は可能になる. このように物理的バリアは, 建物の構造や設備で解消される.

② 制度的バリア

以前は知的障害があると運転免許は取得できなかった. 身体障害なども同じで, 障害を理由に取れない免許が数多くあった. 障害があるというだけで, 多くの人たちが門前払いにされていた制度を「欠格条項」という.

理不尽ともいえる欠格条項の見直しを, 障害者団体などが訴え続け, 21世紀になってから見直しが行われている.

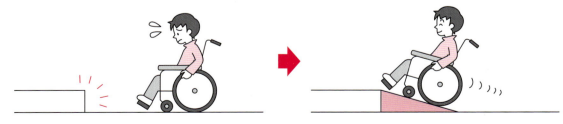

③ 文化・情報面のバリア

これは当たり前の風景になっているが，選挙演説などでは手話通訳がつくようになった．手話通訳のお蔭で，聴覚障害のある人たちは話の内容を知ることができる．

視覚障害のある人たちのために，駅の手すりなどには点字で示された案内が貼ってある．文化・情報のバリアは，いろいろな工夫で乗り越えられている．

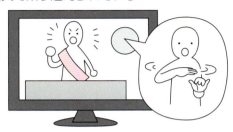

④ 精神的バリア（心のバリア）

最も解消が難しいのが，精神的なバリアと考えられている．精神的バリアは「心のバリア」ともいわれている．「障害がある＝何もできない」という思い込みは，心のバリアの一つである．「障害のある人は何をするかわからない」という恐れも，心のバリアの一つである．心のバリアを減らしていく試みが，障害のある人たちのために最も大切とされる．

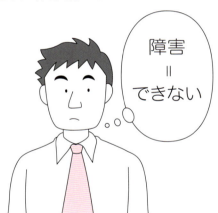

2）合理的配慮の考えが目指すもの

a 障害を意識しなくてすむ社会

合理的配慮が目指すものは，たとえ障害があってもそれを意識しないですむ社会の実現である．そのために必要なのがバリアフリーの社会である．そういった社会を実現するのに必要なのが，合理的配慮という考え方であり，その実行である．

いまは，「誰でもトイレ」という名前でよばれるトイレ．以前は車いす専用トイレだった．現在，一定以上の規模をもつ公共的な建物では，「誰でもトイレ」の設置が必要となっている．はじめは，車いす専用だったものが誰でも使えるようになった結果，赤ちゃんのおむつ替えなどにも使われている．

障害のある人が便利なものは，実は赤ちゃんや高齢者にも使い勝手のよいものであり，幅広い人たちが共用できるようになっている．

b　皆に公平な世界

　合理的配慮という考え方は，障害を感じることのない世界を目指していると述べた．

　ダウン症は，多くの人たちにより病気と認識されているが，国連では「人類のもつ多様性の一つ」と考えられている．人類には，肌や眼の色の違いとともに，いわゆるLGBTの人たちもいる．人類は多様であり，決して皆が一様ではない．ダウン症の子どもたちは世界中で生まれ，人間の多様性の一つと考えられている．

　多様性を認める社会は，偏見や差別が減った社会でもある．障害のあるなしに関係なく，皆が公平に認められ，扱われる社会といえる．

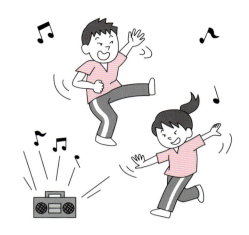

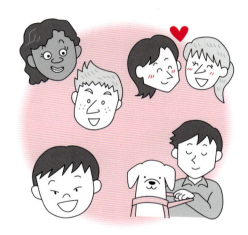

〔湯汲英史〕

重要なコミュニケーションへの配慮

知的障害・発達障害のある子どもと合理的配慮

　知的障害・発達障害のある子どもの場合，4つのバリアの中でも特にコミュニケーション面におけるバリアへの配慮が必要である．

　なぜならば，子どもたちが言語発達やことばの理解の面で問題を抱えているからである．また，人とコミュニケーションをとる際に必要な，相手の気持ちを察しながら話すなどにも困難を抱えることが多い．

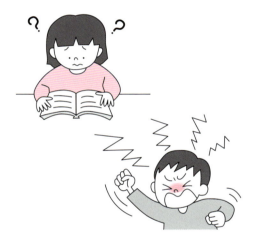

必要なコミュニケーションへの配慮

1）ことばの遅れと配慮

　知的障害のある子どもは，一般的にことばや運動発達に遅れがみられやすい．その遅れの度合いは，子どもによって違いがあり，最重度，重度，中等度，軽度と障害の程度を分けて理解することが有効である．

a　最重度，重度の知的障害

　ことばが理解できないか，理解できてもごく一部．話せなかったり，単語など簡単なことしか言えない場合が多い．

b　中等度の知的障害

　経験したことは，ことばで理解できることがある．二つや三つのことばを使って，会話ができる場合もある．

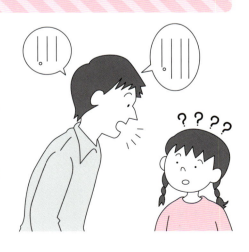

c 軽度の知的障害

簡単な会話はできるが，抽象的なことばを理解したり，新しく段取りを立てるなどは難しい．

子どもが示すことばの力を考えながら，話しかける必要がある．通じたかどうかを確認することで，理解力がある程度わかる．

2）理解できることばを知る

a 言語発達と抽象語

一般的な言語発達では，例えば自動車は以下のように理解されていく．

ぶーぶー（1歳台）→ くるま（1歳台）→ 自動車（2歳はじめ）→ 乗る物（2歳台半ば）→ 乗り物

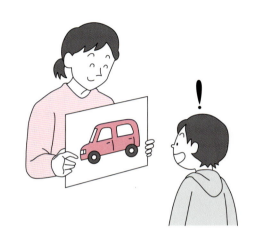

ここで重要なのは「乗る」という動詞が理解されだしたあとに，「乗り物」ということばがわかることである．この「乗り物」だが，自動車や電車，自転車は存在する．しかし「乗り物」は，自動車などをほかのカテゴリーのことばと分類するためにあることばである．こういうことばを抽象語（分類語）ともいう．実際には，この抽象語は日常的に多用されていて，歌，ダンス，あそび，運動，食べ物などすべて抽象語である．

b 抽象語を理解できない子ども

大人は子どもに，「どんな食べ物が好き？」と自然に話しかける．子どものことが知りたいためでもある．ところが，「食べ物」という抽象語が理解できない子どもは，答えることができない．

なお抽象語は，絵や写真にできないことばでもある．抽象語がわからない子どもの場合は，例えば「リンゴは好き？」というように，抽象語を使わずに質問すると答えられたりする．

理解できることばとともに，文章の長さにも配慮が必要である．「廊下を走るとお友だちとぶつかって危ないから，歩いてください」と子どもに言ったとする．この文章は長すぎて，知的障害のある子には理解されにくいだろう．

この場合，「走らない」「危ない」「歩く」と切って話すことがポイントである．一文一意を心がけると，子どもへの伝わり方がよくなるのは間違いない．

「走らない」「立たない」と大人は注意する．伝えたい内容は，「歩く」「座る」である．しかし，子どもが反対のことばを類推できないと，真意は伝わらない．「走らない，歩く」「立たない，座る」のように，求めている動きを続けて話す必要がある．「走らない」だけで終わると，「大人は命令ばっかりする」と子どもは内心では感じるかもしれない．

3）疑問詞の理解と段階

疑問詞だが，子どもは一度に理解できるようになるのではない．年齢とともに疑問詞の理解は広がっていく．

（1歳台）誰，何
（2歳台）どこ

（2〜3歳台）いつ
（3歳台）どうやって
（3歳台〜）なんで，どうして

　子どもが理解できる疑問詞を使って，話しかける必要がある．特に「なんで，どうして」は理解できにくい子がいる．

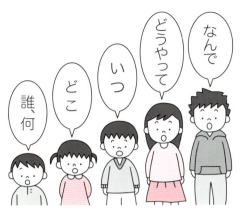

4）コミュニケーション不全と意欲の問題

　子どものことばの理解力に配慮せずに，大人が一方的に指示ばかりしていると，子どもにはストレスになるだろう．また，コミュニケーションをとることへの嫌悪感も生じる可能性がある．実際に青年期になって，人からの話しかけに応じようとしなかったり，背を向けて拒絶する人もいる．コミュニケーション不全の状態が長く続いた結果ではないかと思う．子どもの頃から，理解力に合わせた配慮を行い，豊かなコミュニケーション体験を積む必要がある．

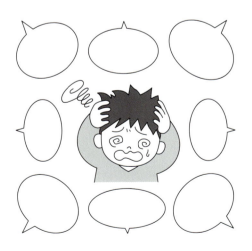

〔湯汲英史〕

第1部

話すときの注意ポイント

1 ワーキングメモリへの配慮

ワーキングメモリとは何か

1) 短期記憶であるワーキングメモリ

よちよち歩きの子どもがいたとする．その子に向かって「○○ちゃんおいで」と大人が呼びかけた．子どもが大人のほうに来ようとして歩いていたら，目の前にボールが転がってきた．子どもはそのボールに気を奪われて，呼ばれたことを忘れてしまう．忘れてしまった子は，短期記憶力の一つであるワーキングメモリが未形成といえる．

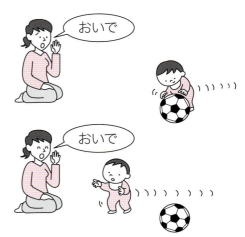

一方でボールに気を奪われながらも，大人から呼ばれたことを思い出して，近寄る子はワーキングメモリが一つ以上あることになる．

私たちは，例えば車の運転をしながら目の前のことだけではなく，明日の予定などを考えることができる．頭の中でアレコレ考えるときにもワーキングメモリが使われる．

認知症の人が，食事をしたのにもかかわらず「食べていない」と言い張る．こういう場合も，短期記憶であるワーキングメモリの働きに問題があると考えられる．

2) 長期記憶がワーキングメモリの働きを助ける

落ちつきのない子どもの中には，ワーキングメモリの働きが良くない子がいる．通常は，「A をしたら叱られる，B をしたらほめられる，だから B をしよう」とは考える．ところがワーキングメモリがうまく働かないので，A と B を比較検討できない．そして A をやって叱られることを繰り返す．こういう子の場合，冷静なときに A と B の行動と結果を教える必要がある．教えれば長期記憶となり，行動の歯止めになると思われる．

脳に関係するさまざまな疾患，うつ病，統合失調症などもワーキングメモリの働きが関係しているとされる．知的障害・発達障害のある子どもと関わる際にも，ワーキングメモリへの配慮は不可欠である．

ワーキングメモリと容量

1) ワーキングメモリの容量を推測する

　ワーキングメモリには，記憶できる容量がある．先ほどよちよち歩きの子どもの話を紹介した．呼ばれていたことを覚えられる子のワーキングメモリの容量は一つである．

　例えば，「今からお絵かきをします，用意してください」と言われて，画用紙とクレヨンを用意できれば，ワーキングメモリの容量は二つの可能性がある．

　あるいは，「画用紙を持ってきて，椅子に座ってください」と二つの事柄を覚えて実行できれば，容量は二つと思われる．ちなみに，頭の中に二つのことを留め置けるようになるのは4歳頃とされる．

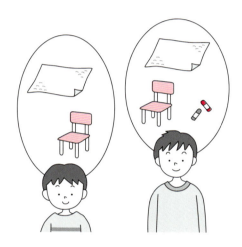

　「帽子をかぶって，上履きを持って，体育館に行きなさい」では，3つの容量が必要となる．この指示が理解でき，実行できるのは7歳頃とされる．ただ，繰り返しやっていることは，長期記憶となり頭の中に保存されている．「言われたら，体が自然に動く」ということもある．こういう場合は，必ずしもワーキングメモリを使っているとはいえない．子どものことばの理解力を踏まえながら，初めての経験を指示してみて，実行の結果で容量を推測したい．

2) ワーキングメモリの容量と年齢

　ワーキングメモリの容量は，一般的には年齢とともに増えていく．子どもと関わっていて，「大人になったな」と感じることがある．この成長した感じは，ワーキングメモリの容量が増えたからではないかと思う．大人のように，あれこれ考える力にはワーキングメモリの働きが影響するからである．

　ワーキングメモリの容量だが，そのピークは十代半ばから三十代半ばくらいらしい．自分の容量と子どものそれは違うと認識し，大人はことばかけの際に配慮する必要がある．

耳と目に刺激を入れる

1）2種類のメモリ

ワーキングメモリにはおもに二種類がある．一つは言語性ワーキングメモリである．ことばを聞いて，それで記憶する．もう一つは視空間性ワーキングメモリである．ジェスチャー，絵や写真，文字など，目に入る刺激を記憶する．

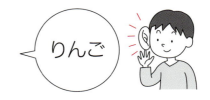

2）視覚優位の子ども

知的障害・発達障害のある子どもだが，視覚優位の子が多いとされる．ことばをヒアリングするよりも，絵や文字などの視覚情報のほうが理解しやすい．このために，ことばだけで説明するのではなく，ジェスチャーや，絵や写真，文字を使うことが勧められている．また，ただ聞くだけではなく，文字に残して記憶するなども理解を促すとされる．

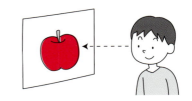

3）復唱させる

言語性ワーキングメモリだが，話したあとに復唱させるのも記憶の面で効果があるとされる．例えば，「本を持ってきて」と子どもに話したあとに，「何を持ってくるのかな？」と質問する．「本」ということばを子どもに言わせることで，聞き取ったことの確認と，記憶の増強が可能となる．

4）指を使って順序を示す

「一番目に A，二番目に B，三番目に C をします」というだけだと，言語性ワーキングメモリにのみ働きかけたことになる．ヒアリング能力に問題がある子の場合には，耳を素通りすることになりかねない．ここで指を一本立てながら，「一番目は A」と話せば，指によって視空間性ワーキングメモリに働きかけることになる．このほうが理解しやすい子が多い．耳と目の両方に刺激を入れるよう配慮したい．

必要な「わかったかどうか」の確認

1）場面依存性の言語理解

大人が一方的に指示を出すだけだと，子どもが本当に理解しているかどうかはわかりにくい．例えば「手を洗いなさい」と言われ，手を洗う子がいたとする．その子に「汚れていない．手は洗わない」とことばかけをしたときに，手を洗えば意味を正確に理解しているとはいえない．言われて繰り返しやっていれば，ことばの意味よりも，音の合図のようになり子どもが動いてしまう．こういったことばの段階を，「場面依存性の言語理解段階」と表現したりする．

2) 運動を使ってのコミュニケーション

　ことばが本当に理解されているかどうかは，運動を課題として使うとわかりやすい．例えば腹筋をやりながら，「起きて」「寝て」と指示を出し，その通りに子どもが動ければことばを理解していることになる．「椅子に座って」「椅子を持ってきて」「椅子を重ねて」でも，子どもの理解力をはかることができる．言われてわかる，実行できる，実行できた子をほめる，この流れがコミュニケーションの積み重ねにつながる．

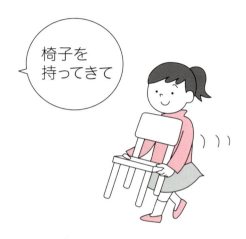

3) 文字を使ってのコミュニケーション

　運動ばかりでなく，文字がわかる子にはこれからやることを書いて，それを読みながら実行するように促す．文字情報をもとに行動できるようになることは，大きくなるにつれて重要なスキルに育っていく．

　文字が難しい場合には，写真や絵を示し，それを見ながら実行できるように促していきたい．

　コミュニケーション不全の話を述べたが，コミュニケーションがとれたという積み重ねが，人とコミュニケーションをとることへの自信にもつながるであろう．

〔湯汲英史〕

2　子どもの気質，性格，思考

子どものタイプと援助の配慮

　子どもは一人ひとり違う．同様に対応する大人もそれぞれ異なる気質や性格を持っている．性格は遺伝的要因や環境，経験などの複合的な影響によって形成されていくと考えられているが，生活や指導の場で必要なことは子どもの特徴をとらえて「いかにわかるように伝えるか」である．

　支援者は，子どもに理解しやすいことばを選び，理解しやすい文の長さで，理解しやすい表情や身ぶりなどの状況を伴って伝えるよう意識する必要がある．たとえ『元気』が支援者の個性であったとしても，子どもが大きい声や急な動きを怖がる傾向がある場合には，声量や動きをコントロールして対応することが求められる．生理的な不快感は，情緒的な不安感につながり，指示理解を妨げる要因となるからである．

　臨床的にみられる，子どもの気質・性格の傾向をいくつかあげる．

　A　大きな声・音が苦手
　B　初めてのことが苦手
　C　自信がない，否定できない
　D　衝動的である

表1　A（大きな声・音が苦手）の子どもへのポイント

aな支援者	声量は普段の半分，ほめるときも抑え目に，子どもの前で「これから話す」と予告
bな支援者	はっきりと明確に伝える

表2　B（初めてのことが苦手）の子どもへのポイント

aな支援者	やってみせる，まず他児の様子を見せるなど参加へのステップを工夫する
bな支援者	思い切りも必要

表3　C（自信がない，否定できない）の子どもへのポイント

aな支援者	声量（声が大きいとそれだけで怒られていると感じてしまうことがある）
bな支援者	意思確認しても，本当はやりたくないのに「はい」と答えている可能性を意識する

表4　D（衝動的である）の子どもへのポイント

aな支援者	一緒に行動，その場でもう1回試みて成功させる
bな支援者	行動の予測，行動を開始する前に別のことに意識づけをする

同様に，支援者の個性にも傾向がみられるのではないかと思われる．
a　元気いっぱいの参加型，失敗から学んでほしいと考える体験型
b　落ち着いた見守り型，失敗させない誘導型

それぞれ，子どもと支援者の組み合わせから留意すべきポイントが異なると考えられる（表1～表4）．
これらは類型的な例ではあるが，支援者が自分の個性を踏まえて子どもの特徴に対応する必要性のモデルとして意識しておくと有効と思われる．

検査から得られる情報と活用

1）発達検査や知能検査から情報を得る

発達検査や知能検査の結果から子どもの特徴を見出すこともできる．表5は一般的に用いられている発達検査・知能検査とそこから得られる情報である．

検査では定型発達を基準とした発達指数や知能指数が算出されるが，支援者にとって有効な情報は指数よりも子どもの能力のバラつき（得意・不得意），検査実施時の集中の持続や誤答傾向といった行動上の特徴であると思われる．

能力のバラつきについて，言語面（聴覚系）と認知面（視覚系）の比較がなされることが多い．新版K式発達検査においては言語・社会と認知・適応の差，WISC-Ⅳにおいては言語理解指標と知覚推理指標の差がこれに当たる．

表5　おもな発達検査・知能検査と得られる情報

検査名	算出される指数等	数値以外の情報
新版K式発達検査	姿勢・運動，認知・適応，言語・社会および全領域の発達指数	検査用紙に行動観察に特化した記入欄はないが，0歳児も対象とした検査であり，行動観察は重要な要素
田中ビネー知能検査Ⅴ	知能指数	アセスメントシートを用いた選択肢付きの行動観察の記録欄あり
WISC-Ⅳ	全検査，言語理解指標，知覚推理指標，ワーキングメモリー指標，処理速度指標の合成得点と各指標間の有意差	自由記述式の行動観察欄あり

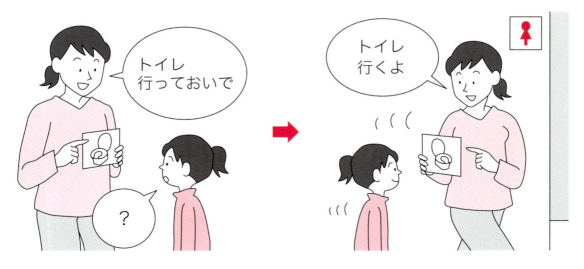

田中ビネー知能検査Ⅴにおいては区別がされていないが，下位検査項目の合否から推測を進めることができる．

2) 検査から得られた情報を活かす

　これらの情報を活かすためには，支援者側にも留意すべきポイントが考えられる．例えば認知面（視覚系）が得意であれば，文字や写真，実物などを活用することで指示が伝わりやすくなる場合がある．しかし，これらの視覚的情報を提示してもすぐに指示が通じるわけではない．指示や情報が示され，それを受け取り，行動するという一連の行動の流れが理解されていなければ，ただ写真を準備して示しても子どもに意図は伝わらない．一緒に行動して，状況の理解を促す必要がある．

3) 子ども自身の能力の差を把握する

　言語面（聴覚系）が得意な子どもの場合，指示理解はスムーズであっても実際の場面や自分の行動とは結びついていない可能性を考える必要がある．ことばでのやりとりがスムーズであると，支援者側は「わかっている」と判断するため，行動が伴わない子どもに対して「やる気がない」「サボっている」と評価して対応してしまうかもしれない．

　また，検査実施時の誤答傾向等からも，1問誤ると誤答が続くような行動傾向からは間違いに対する弱さや自信のなさが伺われる．時間経過とともに明らかな集中の低下を示す子どももみられるであろう．活動や課題を設定，実施するうえで発達検査・知能検査から個人内能力間の差を把握しておくことは重要である．

参考文献

1) 嶋津峯眞監修．新版K式発達検査法．ナカニシヤ出版，1985．
2) 杉原一昭，杉原　隆，監修．田中ビネー知能検査Ⅴ理論マニュアル．田研出版，2003．
3) David Wechsler，著，日本版WISC-Ⅳ刊行委員会訳，編，日本版wisc-Ⅳ知能検査　理論・解釈マニュアル．日本文化科学社，2010．

〔本間慎治〕

3 言語環境と子どもの関係

言語の獲得

1) 子どもの言語習得のプロセス

　子どもは，誕生して第一言語を習得する際，人種にかかわらず与えられた環境の言語を学んでいく．日本人だから日本語を習得するわけではなく，どのような言語にも対応して第一言語を習得していくと考えられている．つまり，子どもは無意識に見聞きする中で，音韻体系や言語記号と具体物や状況との関係性を学んでいるといえる．このような定型発達上の言語習得プロセスは，ことばの発達に遅れがみられる知的・発達障害児に対しても，子どもにとってわかりやすく見本を示し，模倣を促していく中で言語学習を進めていく大切さを示していると思われる．

2) 言語行動の3側面

　図1は＜S-S法＞における言語行動の3側面という考え方を示した図である．記号形式―指示内容関係とは，ことば（音声記号≒記号形式）と○○ってこんなものだな…という頭の中の具体物に対するイメージ（指示内容）とが結びつく関係性を指している．コミュニケーション態度とは，相手に伝える活動であり，語用論的側面を意味している．基礎的プロセスとは視覚的に対象物を認知し，それを記銘しておくことができ，再度自分が見た物が「あのときのアレだな」と再認できるといった認知的側面である．一つの言語行動は，このような側面からとらえることができる．この図からもわかるとおり，日常的な言語を用いた行動は記号論的側面と語用論的側面の相互関係の中で成立している．

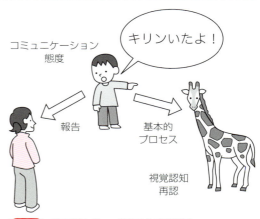

図1　記号形式 ― 指示内容関係

3) インリアル・アプローチにおける働きかけの考え方

　支援者が生活場面の中で子どもの言語発達，意思表示を促すうえで，インリアル・アプローチにおける働きかけの基本的姿勢の考え方が参考になる（表1）．この考え方では，子どもが楽しんで自分からやってみたい（言ってみたい）と思えるように対応やことばかけを工夫していくことが前提である．例えば模倣させようとするのでなく大人が模倣して見せる（ミラリングやモニタリング）行動も，子どもの関心を引く工夫の一つである．特定の単語が言えるようになった，理解できるようになったと

17

いう視点でなく，意図を汲み取り，汲み取ったことを伝えることで，意思疎通が成立する実感と経験を積み重ねることが重視されている．

表1 インリアル・アプローチで用いられる言語心理学的技法

ミラリング	子どもの行動をそのまままねる
モニタリング	子どもの音声やことばをそのまままねる
セルフ・トーク	大人自身の気持ちや行為をことばで表す
パラレル・トーク	子どもの気持ちや行為をことばで表す
リフレクティング	子どもの使った単語や文法を正しく言い直して聞かせる
エクスパンション	子どもの言ったことを，意味的文法的に広げて返す
モデリング	子どもが使わないことばを用いて，普通の会話スタイルで返す

言語環境に関する配慮

1）子どもが理解しやすい環境を整える

　子どもが理解しやすい環境を整えることが基本である．限られた人数の職員が多くの子どもに目を配らなければならない環境では個々に対する配慮は難しいが，利用者全員に同じ対応をすることが公平なのではなく，同じサービスを享受できることが公平であると考えるべきである．視覚的な情報がないと理解できない子どもにとって，ことばのみで指示されることは配慮に欠ける行為であるといえる．また，長い指示，否定表現，あいまいな表現の理解が苦手な子どももみられる．

2）伝わりやすい表現の工夫

　話しかける文が長いと，理解できる部分のみで判断することが増える．また，文と文の関連性を理解することが難しいため，結局何をすればいいのかが不明確になる．丁寧に説明しようとして，前置きの理由部分が長くなるので，二語文程度の長さで「次にやってほしいこと」を伝えることが望ましい．視覚的な情報が必要な子どもには，このような短い指示に加えて視覚ヒントが必要となる．

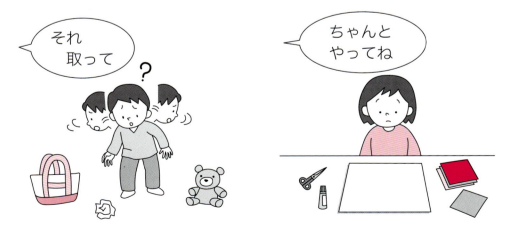

否定表現は，少なくとも大小など対となる概念が理解できる2歳台以降の言語能力が必要な表現である．「走らない」でなく「止まる」「歩く」「ゆっくり」が伝わりやすい．危険な行動など瞬間的に伝えなければならない場面もあるので，支援者側が日頃から誰に対しても肯定表現で伝える習慣を身につけることが大切と思われる．

あいまいな表現には，「それ」「あれ」といった指示代名詞や「ちゃんと」「しっかり」など状況によって行動が異なる副詞表現，「待つ」「残す」といった行為しない動作語があげられる．

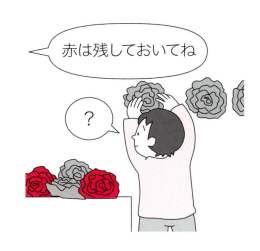

言語学習における環境の重要性

言語学習は相互的な関係の中で成立している．支援者は，特別な言語指導を行う意図がなくても，共同活動場面では子どもの関心を引く媒体となり，時に子どもの見本となることで言語学習の機会を提供し続けている．このような事実に対する自覚が大切と考えられる．

1）適切な行動で成功できるような機会を提供する

知的障害・発達障害のある子どもの場合，同年代集団においてこのような言語学習機会が本人にとって十分な形では得られにくいことが多い．結果としてすぐに結果が得られる他害や自己中心的行動，あきらめにつながってしまい，適切な行動によって自分の望みがかなえられたという経験が乏しくなる．適切な行動による成功経験はまず大人との間で成立することがほとんどかもしれない．

2）察して，見守る大切さ

子どもの意図を察することができるがゆえに過干渉や先回りをしてしまう場合があるので，注意を要する．「察して，見守る」ことが重要である．この姿勢は「自主性を尊重する」という場合においても大切である．この部分が欠けていると，単に配慮する準備を放棄している支援となってしまうであろう．

 参考文献

1) 小寺富子，倉井成子，佐竹恒夫，編著．国リハ式〈S-S法〉言語発達遅滞検査マニュアル（改訂第4版）．エスコアール，1987．
2) 竹田契一，里見恵子，編．子どもとの豊かなコミュニケーションを築くインリアル・アプローチ．日本文化科学社，1994．
3) 湯汲英史，編著．ことばの力を伸ばす考え方・教え方　話す前から一・二語文まで．明石書店，2010．

〔本間慎治〕

4　単語と二語文

単語の理解に至るまでのステップ

1) 子どもの理解の段階

ことば（音声）で単語が理解できない子どもたちの中でも，その理解のレベルはいくつかの段階に分かれていると考えられる．図1は＜S-S法＞における「事物・事態の理解困難」な段階から「記号の理解」の段階までを示したものである．

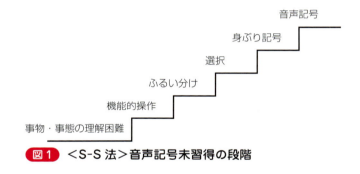

図1　＜S-S法＞音声記号未習得の段階

① **事物・事態の理解困難**
何でも口に入れるなど，どんな事物に対して単一の感覚的行動をする段階である．

② **機能的操作**
事物をその物らしく扱うことができる段階である．

③ **ふるい分け**
例えばゴミを持っていたら，ごみ箱を探して捨てることができる段階である．お片づけ行動が該当する．自分が手に持っている物をいくつかの候補の中から適切なところに分ける行動なので，相手に注目する必要はないが，適切な組み合わせの物を探さなければならない．

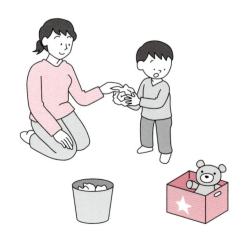

④ 選択

　例えば大人にゴミ箱を示されて，周囲に落ちているゴミを拾って捨てられる段階である．「取ってきて」に当たる行動である．相手が自分に働きかけていることに気づいてそれに応じて行動しなければならない．ことばは理解できていなくても，物と物との関係性がわかり，働きかけを受け入れることができれば成立する．

⑤ 身ぶり記号の理解

　「帽子」なら頭に触る，「車」ならハンドルを回す動きなどの身ぶりを見て，事物が理解できる段階である．定型発達では身ぶり記号理解の段階を経ずに次の音声記号の段階へ進む子どもも多いかと思われるが，ことば（音声）を理解することが苦手な子どもたちにとっては視覚的に確認できるため，有効なステップとなる．

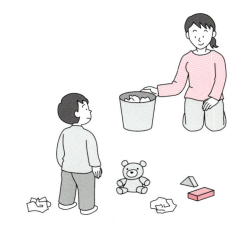

⑥ 音声記号の理解

　音声記号の中でも，「ブーブー」＝車，「ジャブジャブ」＝お風呂など事物の出す音や状況と密接に結びついた幼児語と恣意的な成人語で難易度は異なる．

2）日常生活と検査場面との理解の違い

　日常生活ではことばを理解して行動しているように見えるが，発達・知能検査等を行うと「ことばを理解できていない」と評価される子どもがいる．検査場面という特殊な状況で持っている力が発揮できなかった子どももいると思われるが，日常的な働きかけが，『子どもがリュックを背負った状態で「じゃあ，お出かけするよ」と声をかけている』といった形であったとすると，ふるい分けの段階の子どもでも状況理解が可能な場合がある．

　また，「おはよう」と声をかけられると頭を下げるなど，一部音声記号の理解が成立している子どもであっても，自分の興味で行動する機会が多く，周囲からの働きかけに応じて動く経験が乏しいと，働きかけをキャッチする必要性が低いため，ことばの理解につながっていかないことも考えられる．

ステップを意識した働きかけ

　子どもの理解がどのような段階であるかを踏まえたうえで，子どもにわかりやすく働きかけることが大切である．これは，子どもが「わかって行動できる」範囲を広げていくことにつながる．ことばが伝わらないから常に手をつないで行動する，いつも決まったところでのんびりしているといった対応でなく，どんな工夫や準備をすれば一人で行動できるかを考えることが必要である．

　前述したとおり，自分の興味で行動した経験しかない状態だと，ことばの理解が広がりにくい．支援者が子どもの理解段階を知り，子どもができる状態で行動を促してあげると，何をすればよいかわかるので働きかけに応じられる機会が増える（図2）．自分で物や状況の関係性を考えて行動しているからこそ，そこで示される身ぶりやことばと物や状況を結びつけて理解していくと考えるべきである．

　また，介助量に留意することも重要である．例えば子どもがトイレで排尿する際に，自発的にトイレができるための必要最小限の介助は何か考えることが大切である（図3）．

第1部　話すときの注意ポイント

　子どもがことばを理解していない段階であっても，ことばを用いて働きかけることは大切である．自分が状況を理解するうえで必要な事物や身ぶりがあり，それらによって状況理解をしている状態で「ことばを聞く」ことが音声記号の理解につながっていく．

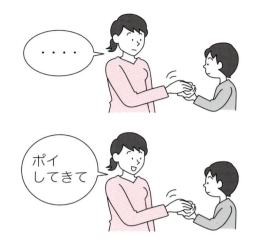

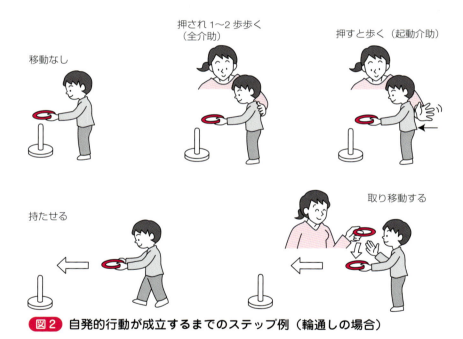

図2　自発的行動が成立するまでのステップ例（輪通しの場合）

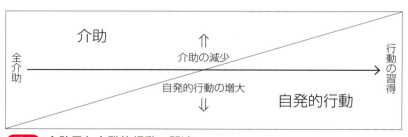

図3　介助量と自発的行動の関連

二語文へ

a 二語文の理解のために必要なこと

子どもが文や句を理解できるようになるうえで大切なことは，語彙の広がりである．事物の名称の理解ばかりが広がっても「リンゴとバナナ」といった句につながるのみである．動物や人物に理解が広がっていると「お兄ちゃんの靴」といった句に広がり，様子のことばや動作語に広がると「赤い車」「大きい犬」「甘い飴」「ラーメン食べた」「公園行く」など，文や句につながる可能性が大きくなる．

b 複数の要素を意識する

二語文の理解には，二つの要素を記銘しておく能力が必要となる．「赤い」のあとに「車」という単語が聞こえてくると，「赤い」を忘れて「車」のことしか考えられなくなってしまう状態では，文・句の理解へ広がりにくい．複数の車の写真の中から同じ車の写真を探す，二つの物を持たせてそれを渡しに行くなど「複数の要素を意識する」経験が基礎となっていくと思われる．

二語文の理解が広がると，単語レベルでの理解に比べ理解できる状況のバリエーションが増えるため，日常的な指示理解がよりスムーズになると思われる．二語文理解に向けたさまざまな品詞の語彙拡大が大切である．

 参考文献

1) 佐竹恒夫，小寺富子，倉井成子，ほか．記号形式−指示内容関係に基づく〈S-S法〉言語発達遅滞訓練マニュアル〈1〉．言語発達遅滞研究会，エスコアール，1991．

〔本間慎治〕

5　多語文と助詞（1）　助詞と関係性の理解

統語方略

　統語とは文の意味を理解するうえでの文法的ルールであり，これを用いて文意を理解することを統語方略という．

　例えば，「お母さんがフォークでケーキを食べる」のように『一人の行為者（主語に当たる）が道具を用いて対象物を操作（動作）する』という構成の文は，「お母さん」「フォーク」「ケーキ」「食べる」という単語を理解，記銘，関連づけできれば，文としての理解が成立すると考えられる．「食べる」という動作が可能な生物は「お母さん」のみであり，それぞれの単語の関係性が絞られるからである．

　これに対して，生物を二個体含むような「男の子が犬を引っ張る」という文では，「男の子」も「犬」も相手を引っ張る行為が可能である．このような関係性を『可逆』といい，前述のように単語の関係性が絞られているものを『非可逆』という．『可逆』とは，逆の関係性も成立するという意味である（図1）．このような可逆文の理解では，一つひとつの単語を理解するだけでは文の意味を確定することができない．文法的なルールとして，単語の順序や助詞から文意を理解することが必要となるのである．

1）語順による理解

　先ほどの「男の子が犬を引っ張る」という文を，助詞を省略して「男の子，犬，引っ張る」と話していた場合，聞き手は単語の順番で男の子が引っ張っている行為者であると理解する．このような理解の仕方を語順による理解という．このような統語関係に気づくことができないと，文後半の「犬，

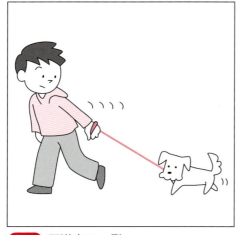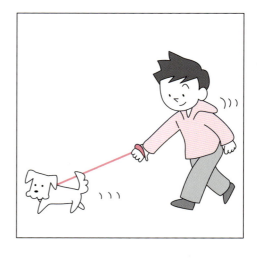

図1 可逆文の一例

引っ張る」に注目して犬が引っ張っていると誤解してしまうことが生じる．語順による理解は4歳前半で成立する．

2）助詞による理解

　助詞は，単独では意味をもたないが，単語に付属する形で文法的意味を示す．「が」や「は」は主語を示し，「を」は対象，「で」は道具を示す等である．

　「男の子が犬を引っ張る」であれば，「犬を男の子が引っ張る」と語順を逆にして表現しても同じ意味であると理解できると，助詞による理解が成立していると考えられる．助詞による理解は6歳近くになって成立する．

3）受動態

　「男の子が犬を引っ張る」と「男の子が犬に引っ張られる」の状況の違いが理解できるのは6歳前半と考えられる．

4）その他の文型

　子どもにとって身近な文型としては，比較構文（「弟は兄より（背が）高い」），授受構文（「あげる/もらう」あるいは「してあげる/してもらう」）（図2），使役（「お母さんが男の子に手を洗わせる」），受動—使役（「男の子がお母さんに手を洗わせられる」），関係節（「お母さんが帽子をかぶっている男の子を追いかける」）などがあげられる．これらの文型に前述の語順を逆にした表現が加わることもある（使役の逆語順「男の子にお母さんが手を洗わせる」など）．

　また，自動詞と他動詞（自動詞「電気が消える」と他動詞「電気を消す」）の違いもある（表1）．

　いずれの場合においても，文字等を活用すると複数の人物の関係性を理解しやすい．また絵カード

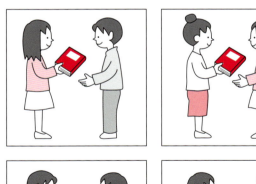
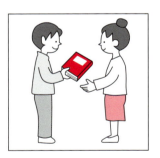
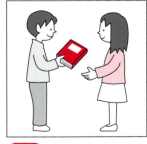
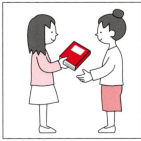
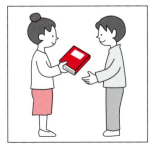

図2　貸してあげる貸してもらう

表1 動詞の対応関係

自動詞	他動詞	てもらう（てあげる）	受動	使役	受動→使役
割れる	割る	割ってもらう	割られる	割らせる	割らせられる
落ちる	落とす	落としてもらう	落とされる	落とさせる	落とさせられる
行く		行ってもらう	行かれる	行かせる	行かされる
	洗う	洗ってもらう	洗われる	洗わせる	洗わせられる
	叱る	叱ってもらう	叱られる	叱らせる	叱らせられる

（佐竹恒夫．記号形式―指示内容関係に基づく＜S-S法＞言語発達遅滞訓練マニュアル〈2〉．エスコアール，1994）

や人形操作，実際の行動などさまざまな材料・場面を用いて本質的な関係性を学習させることが大切である．

文法的理解とコミュニケーション

　理解力の確認は，何枚かの絵の中から適切な絵を選ぶ形式で行われることが多い．この方法では比較的客観的に子どもの理解力を知ることができるが，一方で日常的な指示理解場面とは異なる要因が含まれる．大きな要因は，「選択肢の中から選べばよい」という点である．選択肢があると状況が限定されるため理解力を発揮できるが，日常場面ではどの場面について指示されているのかを特定することができないために理解できないというタイプの子どもは，しばしばみられる．

　日常場面では，さらに子どもがそのとき何に関心を向けていたか等の要素も含まれてくる．自分の関心事に集中しすぎてしまい，ほかの情報に気づくことが難しい，あるいは気づくけれど途中で関心事を中断したくないといった要素が含まれてくると，当然日常的には指示に沿って行動することができなくなる．

語用論的観点

　大伴らは，学童期の言語・コミュニケーション発達の評価項目として，読解や説明文・物語文の聴理解のほかに，慣用句，状況に対する感情語の推測，適切な接続詞の使用，思考の柔軟性，人によって言葉遣いを変える，皮肉の理解，などを含んだ．これらは，統語的な側面とは異なるが，社会適応上極めて重要な観点である．

1）説明文，物語文の聴理解

　一文の意味は理解できても，文と文のつながり・関連性を理解できないと日常的な状況や指示の理解が難しくなる．写真や絵などを活用して，「次はどうなるのか？」についてイメージできるように促していくことが大切である．レシピを見ながら調理をするといった活動も初期的な説明文の理解としては有効な活動となると思われる．物語文についても，絵を補助としながら理解を進めることが効果的と思われる．状況に対する感情語の推測もこの活動からつながっていくことが期待される．

2）慣用句，適切な接続詞の使用

　適切な表現を用いた経験が重要と思われる．文字学習が進んでいる子どもであれば，読む活動が有効と思われる．

3）思考の柔軟性，人によって言葉遣いを変える

　視点を変えることが求められる．これらは授受構文の理解などにも共通する要素であると思われる．「学校の帰り，傘がなかったらどうする？」に対して複数の答えを考えるよう促す，複数の人物が関わる絵を示してそれぞれの感情を考える等の指導が考えられる．

4）皮肉の理解

　皮肉や反問的な表現の理解は難しい．支援者はいわゆる「ことばの裏の意味」を推測するような表現をしないことが必要と思われるが，そのような言い方をした際にすぐに気づき，本来的な意味を付け加えて説明するよう心がけることも大切である．

参考文献

1）佐竹恒夫．記号形式-指示内容関係に基づく＜S-S法＞言語発達遅滞訓練マニュアル〈2〉．エスコアール，1994．
2）大伴　潔，林安紀子，橋本創一，ほか．言語・コミュニケーション発達スケールLCスケール．山海堂，2005．
3）大伴　潔，林安紀子，橋本創一，ほか．LCSA学齢版　言語・コミュニケーション発達スケール（施行マニュアル）．学苑社，2012．

〔本間慎治〕

6　多語文と助詞（2）　助詞の間違いと修正

助詞の誤用

　子どもが助詞を誤って話している場合，意味が伝わる内容であれば誤りについて指摘する必要は薄い．助詞の意味に気づいていない段階であればどう修正すればよいかわからないであろうし，理解しているのであればバタバタとした会話場面で修正するより落ち着いた書字，作文場面で修正するほうが効果的である．その場では，正しい助詞を含んだ文で「Aくんが△△したから，Bくんは◇◇を▽▽したんだよね」等，確認するつもりで聞かせておくとよい．
　支援者が聞いていて意味が理解できない文を話している場合は，「Aくんは何をしてたの？」など文型を変え，短くして内容を確認することを優先するべきである．

質問に答える

　疑問詞によって，難易度が異なる．「何？」「誰？」に対する応答は2歳台から成立するが，「どうして？」への応答は4歳台以降にならないと成立しにくい．質問の仕方によっても違いがみられ，年齢を尋ねる場合に「何歳？」だと答えられるが「いくつ？」だと答えられないことがある．
　また，絵や写真など目の前に見えている状況に関する質問には応答できるが，過去の経験などその場で視覚的に確認できない内容に関する質問への応答は困難であることが多い．目に見えている状況を現前事象，見えない状況を非現前事象とよぶが，例えば友だちの名前を尋ねられても，2歳前半の子どもは"今この場に友だちはいない"という状況に影響されて「いない」と答えてしまったりする．同様に，その日の朝食メニューについて，覚えていても，質問された際に今尋ねられているのが当日の朝食場面についてであると気づかないため，結果的に適切な応答ができなくなる．表1に，質問─応答関係検査における年齢別の特徴を示す．

表1　質問─応答関係検査における年齢別の特徴

段階	（無反応）・現前事象	自己経験・連想	意味ネットワーク	メタコミュニケーション
年齢	2歳前半	2歳後半～3歳前半	3歳後半～4歳台	5～6歳台
全体的特徴	『無反応』が約半数	初歩的な会話	ことばでことば	基本的な会話のルール
意味ネットワーク		未熟	成立	拡大
話題	現前事象	自己経験，非現前事象	共通経験	未知の事柄
文章		要素±	要素＋，系列＋	詳細に説明，要約
特徴的誤り	現前事象	自己経験，連想		

（佐竹恒夫，東江浩美，知念洋美．質問-応答関係検査実施マニュアル，エスコアール，1997）

働きかけの留意点

これまで述べてきたことをまとめると，以下のような配慮が考えられる（**表2**）．

1）個別指示

① 子どもの理解の段階を踏まえて，単語や文型を選ぶことが基本である．単語も，広い概念を示す語よりも具体的な単語を選ぶほうが伝わりやすい．否定文特に二重否定（「片付けないなんてことはないようにしてね」），反問的表現（「まさか，それをしちゃうわけ？」），不明確・抽象的な表現（「ちゃんと，やるべきことはやってしまってね」）などは避けることが望ましい．

② いくつもの指示をまとめて伝えるのでなく，1～2文ずつ理解を確認しながら伝えるとよい．

③ 急に話しかけるのでなく呼びかけて振り向いてから話す，声が大きくなりすぎないよう気をつける．また，子どもが感情的になってしまっているときには落ち着くまで待つ，周囲の様子で気が散らないよう場所を変える．

④ 一度に複数のことを指摘しない．一つの指示を伝えているときによそ見をしてしまうなど態度面で気になる行動があっても，そこでよそ見を注意してしまうとそもそも何について伝えられていた

表2 話すときのポイントチェック表

個別指示	わかりやすい単語を選ぶ	具体物
		抽象語
	わかりやすい文で話す	2～3語文
		文をつなぐ
		肯定表現
		二重否定
		反問的表現
		抽象的表現
	環境ほか	注目の確認
		声の大きさ
		情緒安定の確認
		環境確認
		テーマを絞る
全体指示	注意を引く	注意喚起
		注意の持続
やりとり	疑問詞	何？ 誰？
		どこ？
		どうして？ いつ？
	事象	現前事象
		非現前事象
	助詞	助詞に注目する必要性

のかわからなくなってしまう．伝える内容を絞ることが大切である．

2）全体指示

① 子どもが「自分に話している」とわかるように指示することが大切である．全体指示では，自分も聞く立場にいることに気づいていない場合が多い．具体的には，「はい，みんな聞いて」ではなく，何人かの名前をあげて「Aくん，Bくん，Cくん，みんな，聞いて」といった形で話し始め，注目を確認したうえで本題に入るとよい．

② 全体指示場面では，周囲の刺激により注意を持続しにくい．全体が静かに落ち着くのを待っている間に子どもの集中が途切れてしまうこともある．場面における優先事項を明確にもって指示することが大切である．

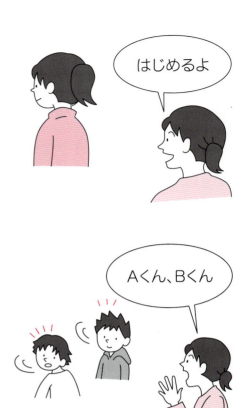

3）やりとり

① 疑問詞によって，応答の難易度は異なる．
② 非現前事象に関する質問は現前事象に比べ難しい．
③ 上記を踏まえて，疑問詞の選び方を変え，視覚的ヒントを用いる等，工夫する必要がある．必ずしも忘れてしまっているわけではなく，質問の形式を変えることで応答できる場合もある．
④ 助詞の理解が成立していない4歳台の語順による理解レベルの子どもに対して，「誰がしたの？」「誰としたの？」「誰にしたの？」と質問しても，区別することは難しい．前述のとおり，その場で描画しつつ状況を整理する等，工夫が必要である．

 参考文献

1）佐竹恒夫，東江浩美，知念洋美．質問-応答関係検査実施マニュアル，エスコアール，1997．

〔本間慎治〕

7 感情の切り替え（1） 二つの感情

個人的感情と社会的感情

a 個人的感情と社会的感情

喜怒哀楽，好き嫌いは「個人的感情」とされる．あくまで，本人が感じているものである．個人的感情は，人それぞれと考えられている．

それとは別に，人との関わりの中で生まれてくるのが社会的感情である．社会的感情としては，恥，罪，自尊心，畏敬，尊敬の気持ちなどがあげられる．

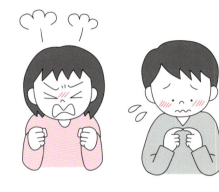

b 社会化に必要な社会的感情

社会的感情が育っている子どもは，学校などの宿題を守ろうとする．なぜならば，宿題をしないと「恥ずかしいから」である．一方で社会的感情が育っていない子は，宿題をしなくても恥ずかしくない．こういう子は，人から評価されたいという気持ちが十分に育っていない．

学校に行かない子どもにも，似たような考えをもつ子がいる．学校は行きたくないから行かないと話す．行かないことで人からどう思われるかが，よくわからない子がいる．

本来ならば，2歳頃から社会的感情は育ってくる．子どもは「お兄ちゃんだね」「お姉ちゃんだね」と言われることで，誇らしい気持ちをもつ．

大人は，子どもが何かをやりとげたあとに，「上手だね」「えらいね」と評価する．そのことが子どもの承認されたい気持ちを強めていく．その気持ちの積み重ねが，宿題に向かう気持ちへとつながるのであろう．また，その気持ちが少々辛いことがあっても学校に足を向かせるのに役立つ．子どもの社会化は，この社会的感情と密接な関係がある．

認められたい！ 社会的感情を育てる

a 認められたい子ども

子どもは絵を描いたり，何かを作ったあとに，大人に「見て！ 見て！」と要求する．子どもの要求に対して，大人は「上手だね」と答えたりする．肯定的な評価を示すともいえる．

子どもは，自分の作品を評価されることで，「表現すること」はいいことだと思うに違いない．その思いを年々強めていきながら，ことばや文章，絵や造形などの表現レベルを向上させていく．

認められることで，子どもは自分の振る舞い方も学んでいく．社会的に承認を受けた振る舞いを，「よいこと」と子どもは認識するであろう．そして，さらに認められたいと思い，社会的に受け入れら

れるふるまい方を学んでいく．

b 「かっこいい」と「かわいい」

子どもは6歳頃になると「かっこいい」ことを意識しだす．かっこいい1年生になりたいと話したりする．この気持ちが，子どもの言動の基準となりだす．「泣くのは赤ちゃんみたいでかっこわるい，だから泣かない」と考えだす．女の子は「かわいい」が絶対的な基準になりやすい．女の子が物を買うときには，「かわいい」という基準で選ばれる．「かっこいい」と「かわいい」であるが，「恥ずかしい」という気持ちが育っているために強まるのであろう．

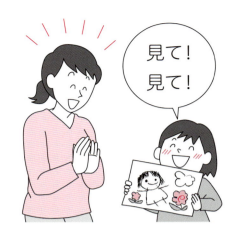

c 子どもを認めるのは大人の義務

知的障害・発達障害のある子どもは，自分から「見て！ 見て！」と言わず，まわりに承認を求めなかったりする．そのために社会的承認欲求が育ちにくい．本来ならば，知的障害・発達障害があるからこそ注意深く育てなくてはいけない欲求でもある．大人はそのことを意識して子どもと関わりたい．

真似する子どもに…社会的参照行動を強める

a 確認を求める子ども

物を投げようとしている子どもが，大人の顔色をうかがうことがある．大人が「だめだよ」と注意すると，投げるのを止めたりする．こういった確認を，「社会的参照行動」とよぶ．

b 社会的参照行動は合理的な学習法

社会的参照行動は，合理的な学習法である．なぜならば，自分一人で試行錯誤しなくて済むからである．まわりの大人などに確認しながら学べば，必要でないことばやスキルを試す必要がない．このことで子どもは，時間的に短く社会化されていく．

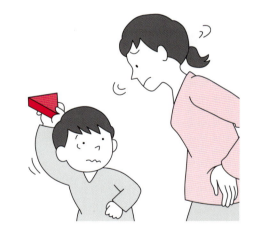

知的障害・発達障害のある子どもの場合も同じである．「やっていい？」という確認ができれば，合理的な学習が進んでいく．言わないからということで勝手にやらせれば，社会化に必要でない行動を身につけたり，間違ったやり方を獲得することもある．そうならないためにも，「いい？」ということばを教えていく必要がある．

c 学ばなくてはいけない子ども

何かができないときに，子どもは「できない」とまわりに訴える．そのことで，子どもができないという状況がわかり，まわりから援助を受け，できるようになっていく．「できない」と訴える子どもの姿を見ていると，学ぶことへの貪欲さを感じる．

一方で，知的障害・発達障害のある子どもでは，「できない」と訴える姿は少ない．「できない」と訴えない子は，「できるようになりたい」と思っていないと思われがちだ．本当はできるようになりたいのに，まわりに助けを求めることばが獲得されていない．課題をやりながら，「子どもができないときに「できないね」と言いながら教えたいことばである．

「嫌い」を使わせない

a 「嫌い」を使わない子ども

　子どもは，「嫌い」ということばはあまり使わない．人に向かって「嫌い」と言えば，相手に強い衝撃を与える．「嫌い」と言われた子どもは，泣くことさえある．強いことばだから，使わないのかもしれない．

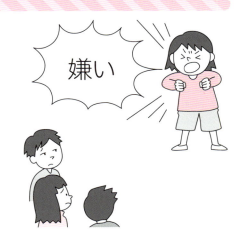

　嫌いな食べ物が多ければ，食事は限られる．嫌いなことが多ければ，生きづらいに違いない．そのことも，子どもが「嫌い」を避ける理由かもしれない．

b 「苦手」と言い換えさせる

　社会性に問題を抱える女の子の中に，相手に面と向かって「嫌い」という子がいる．このために，ほかの子たちと関わることができない．「嫌い」を使い続けると，大人になってから仕事につけない，安定した人間関係が築けないなど問題を抱えやすい．「嫌い」ではなく「苦手」と言い換えさせ，克服できるように仕向けていきたい．

c 結果ではなく，がんばりを認める

　苦手なことに挑戦する子どもは，「できた・できない」の結果ではなく，挑戦したことを認めたい．また挑戦し続けるときには「がんばっているね」とほめてあげたい．結果で評価するのではなく，苦手なことに挑戦する，その精神をこそ評価することは別の効果もある．

　「できた・できない」で評価を受け続けると，子どもは新しいこと，難しいことに挑戦したがらなくなることがわかっている．子どもは「できないこと」を避けるためとされる．

　一方で，挑戦する気持ちを評価され続けた子は，難しい課題に挑戦するという．できないことを意識せずに，立ち向かえるからと考えられている．

〔湯汲英史〕

8　感情の切り替え（2）　切り替えことば

　これから，子どもの感情のコントロール力を高め，また気持ちを切り替えさせることばをいくつか紹介する．感情のコントロールは，大人になっても付きまとう問題である．人にとり，感情を抑制することはなかなか難しい．このことは子ども時代も同じである．
　子ども時代の感情教育は重要だ．コントロールができない子どもは，自分に自信がもてず，また適応の面で問題をもちやすいからだ．

あとで

a　待てる子ども

　子どもが待てるようになると，子育てはとても楽になる．例えば，料理を出すときなどに子どもを見ている必要がなくなるからである．動き回る子どもは，何をするかわからない．知的障害・発達障害のある子どもの場合は，特に行動が心配だ．待てない子どもの場合，訓練の第一歩は椅子に座って手は膝にして待てるようにすることである．

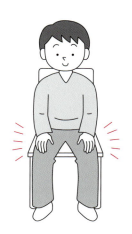

　実際に待てないと，子どもは課題学習や作業的なことができない．待てることは，人から教わるときの必須の条件ともいえる．

b　観察学習の力をつける

　子どもは，ほかの子どもや大人の動きをじっと見ながら学習する．このような学習法を「観察学習」という．
　何かを学ぶときに，待てずに興味のおもむくままにおもちゃなどを触る子がいる．適切なあそび方を学ばずに，自分の思いのままに動かす．結果的にうまくできずに失敗し，興味を失ってしまう．こういった悪循環を起こさないようにするために，「待てること」，観察学習は重要である．

〜かもしれない

a　○（マル）がいい子

　人の子どもは不思議なことに，2歳前後から「○のほうがいい」「できると嬉しい」と思うようになる．実は「○」と評価される言動は，周りの人から受け入れられる内容でもある．つまりは「適応的な言動」といえる．
　子どもは，マルの言動を学んでいくことで社会化されていく．「○のほうがいい」という認識は，子どもの社会化にとり有効なものとなる．

b　○になれないときもある

　一方で，○になれなくて泣き叫ぶ子も出てくる．知的障害・発達障害のある子どもでは，よくみられる光景でもある．

通常は，できたりできなかったりする体験の中で，子どもは，必ずしもできるわけでないことを学んでいく．できないときには，繰り返し練習することでクリアできるという経験も積んでいく．

その一方で，○か×という判断基準が強すぎる知的障害・発達障害のある子どもの場合，「できない＝×＝くやしい」で騒いでしまう．

一般的には3歳前後から，できなかったときなどに「残念」「仕方がない」と言われてあきらめられるようになる．この「あきらめられる」という力を身につけさせる必要がある．

c　あいまいな見方

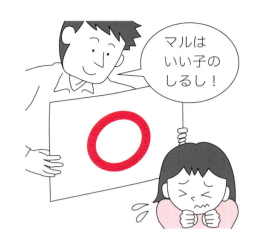

4歳過ぎになると子どもは，例えばおもちゃ屋さんに行くときに，お目当てのものが「あるかもしれないし，ないかもしれない」という見方をもちだす．この「かもしれない」という見方を，パニックを起こしやすい子には教える必要がある．「かもしれない」の理解で，現実を柔軟に受け止められるようになる．「多分」「おそらく」にも同じ効果がある．

約束する

a　約束できる子ども

子どもは，4歳くらいから約束を意識し，それを守ろうとしだす（なお，守れる約束の内容は，子どものことばの力，理解力が関係する）．

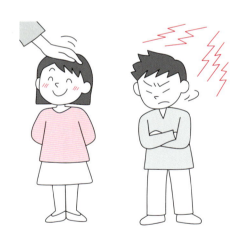

知的障害・発達障害のある子どもも理解が高まってくると，約束を理解し，守ることができるようになる．約束が守れるようになっているのにもかかわらず，指示や命令だけで子どもを動かそうとすると反発を受けることも出てくる．

「〜しなさい」ではなく，「〜が終わったら○○してね」と約束する．掃除を担当する子が忘れているときには，「お約束はなんだっけ？」と思い出すように促す．

b　約束を守る子ども

約束を守れるようになると，子どもはほめられるなど，人から承認を受ける機会が増える．一方で約束を守れない子は，叱られることが多くなるだろう．このために，反抗的になることもある．

子ども自身にとり，約束を守れる自分は誇りにも思えることであろう．子どもができそうなことを約束し，それが守れるように配慮する．そのことが子どもの情緒を安定させる．

c　ルールを守る子ども

社会は，さまざまな約束，ルールで成立している．社会で適応するためには，子どもは約束を理解し，守れるようにならなければならない．

第1部　話すときの注意ポイント

　子ども同士のあそびには,「順番を守る」などさまざまなルールがある．4歳頃から,「椅子取りゲーム」や「フルーツバスケット」に熱中しだす子どもだが,子どもはあそびながらルールを意識し,守る力を獲得していく．知的障害・発達障害のある子どもも,あそびの中でルールを学ぶのは同じである．

わかりません，教えてください

a　わからないことがわからない

　知的障害・発達障害のある子どもの場合,何かの課題に取り組むときに,何がわからないのかわからないことがある．このために,「わかりません,教えてください」と言えない．こういう場合は,どこにつまずきがあるかを大人は察し,手伝ってクリアさせる必要がある．

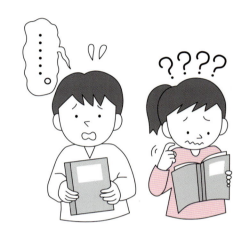

b　わからないけれど人に聞けない

　実際には,知的障害・発達障害のある子どもによくみられるのは,まわりの人に助けを求められない姿である．「わかりません,教えてください」と言えない．このために,「理解している」と思われてしまう．結果的に,本当には理解していないので失敗したりする．こういう姿から,まわりから「わかろうとしていない」「自分勝手にやる」と思われてしまう．本人としては,成功したいと思っていてもそれができない．

c　まわりに助けを求めない子ども

　一般的な言語発達では,子どもは人と関わるときに使うことばを早い段階から使えるようになる．人と関わるときに使うことばをいくつか示す．
　　○ちょうだい（要求）
　　○（やって）いい？（確認）
　　○でんしゃね（報告）
　　○教えて（要望）

　なお,「いや」「やめて」のことばも人への要求である．社会性に問題がある子の場合,拒否を表すことばが使えなかったりする．

　知的障害・発達障害のある子どもの場合,こういった人と関わるときに使うことばが遅かったり,使えなかったりする．そのことを理解し,関わる際に配慮したい．

〔湯汲英史〕

9 判断基準を教える（1）
教えたい判断基準

子どもは何を基準に判断しているのか

子どもは，それぞれに判断しながら物ごとを判断している．その判断基準だが，子どもは大人のようにさまざまな基準で判断することはできない．年齢とともに，判断基準を獲得していく．以下，おおまかな年齢と，獲得していく判断基準を示す．

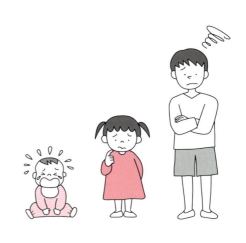

a　快─不快の段階（0歳〜）

赤ちゃんは，「快─不快」で物事を判断している．オムツが濡れる，お腹がすくなど不快になれば，泣いて助けを求める．快の状態であれば，笑みを浮かべたりする．8か月ごろになると「人見知り」が始まる．母親など自分を快状態にしてくれる人と，見知らぬ人を見分け，親しくない相手に対して泣いたりして，拒否を示す．

b　「自分の」がわかりだす段階（1歳〜）

1歳過ぎになると，自分があそんでいるおもちゃをほかの子に取られると怒るようになる．自分の母親が，ほかの子を膝に抱くとその子を押して自分が座ろうとする．「自分の」おもちゃ，「わたしの」お母さんという意識が出てくる．

知的障害・発達障害のある子どもの場合，「自分の」という意識が弱く，ほかの子におもちゃを取られても平気だったりする．こういう子は，「他の子のもの」という意識も育たず，平気で使ってトラブルになったりする．

ほかの子のおやつを取って食べるなど，「人のもの」という意識が弱い子の場合，皿を分けて自分の分を明確にするなど配慮が必要となる．

c　「いい─だめ」の段階（2歳〜）

しばしば自我が出てきたと表現される．「自分でやる」と主張して，人から手伝われることを嫌がるようになる．自分が嫌なことはやろうとしない．とても難しい時期ではあるが，子どもにすれば，自立に向かう重要な時期でもある．

この時期には集中力，持続力などもつき，子どもなりに工夫してあそぶようにもなる．

d　「好き」の段階（3歳〜）

子どもに大人は，「〜が好きだよね」と話しかけたりする．子どもが好きという気持ちを表しだすのは，一般的には3歳前後からである．それよりも前に，大人は「好き」ということばを使いながら，「好き」との意識を醸成しているかのようである．

子どもは「好き」という気持ちがはっきりとしてくると，自分の好きなことがやれないと怒るよう

になる．また好きなあそびが同じ子と仲良くなり，いっしょに行動することが多くなる．

e 「勝ち ― 負け」という段階（4歳〜）

例えばほかの子と競争して，一番にトイレに行こうとするようになる．こういった姿は，4歳台になるとみられだす．「勝ちたい」という気持ちが強まってくる段階である．負けたくないという思いも強まり，ゲームなどで勝てないと泣くなど大騒ぎをする場合もある．ただ負けて悔しい思いも，成長するにつれみられなくなる．

f 「善い ― 悪い」の段階（5，6歳〜）

「小さい子がけんかをしかけてきたらどうする？」との質問に，「やっつける」と答えるのは，「勝ち―負け」の段階である．「やめろと言う」「逃げる」と答えれば，弱いものいじめはダメという道徳的な判断ができるようになっている．この段階になると善悪の基準でものごとを判断するようになる．

ただこの段階では，子どもは相手の事情などへの理解はできず，時には一方的な非難になることがある．こういう子の場合，非難をやめさせる必要がある．

g 「おもしろい ― つまらない」という段階（7，8歳〜）

子どもは，親から離れて自立していかなくてはならない．そのときに，仲間への依存も強まってくる．この時期になると，例えば家にいて「つまらない」と言うようになる．親がいっしょにでかけようと話すと，友達のほうがいいと答えたりする．友達といるほうが，楽しくなってくる段階である．

判断基準から子どもを理解する

子どもがどのような基準で判断しているのか，私たちは知る必要がある．勝たないと気が済まない姿を見せる子は，「勝ち ― 負け」の段階にいる．ただ，この時期は必ず通過していくものである．判断基準を知ることが，子どもへの理解を深め，また対応法を知ることにつながる（表1）．

子どもの発達の目的は，自己形成と社会化とされる．自己形成とは自分で判断できるようになることである．社会化とは，自分で判断したことを周りに受け入れてもらえる形でふるまえるようになることである．

次ページの表では，判断基準の獲得過程を示す．特に，知的障害・発達障害のある子どもにみられる姿を示し，対応法をあわせて紹介している．

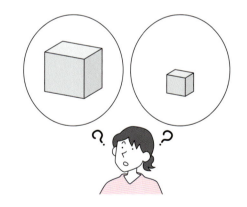

9 判断基準を教える (1) 教えたい判断基準

表1 発達段階から見た「自己形成」と「社会化」～「わがまま」を通して獲得していくもの～

年齢の目安	「わがまま」がみられやすい場面	自己形成の目標	社会化の目標	この時期に現れる「わがまま」的行動	おもな働きかけなど
1歳すぎ～	取る―取られる	自分を発見すること	人に対する行動コントロールを習得すること	子ども同士で、お気に入りの人(母親など)や、物の取り合いをする	・噛んだり蹴ったりの直接交渉ではないつきあい方を教えていく ・勝手に手を出すなどの行動は止める ・身辺のことを毎日同じように取り組みながら、少しずつ「自分で」させていくようにする
2歳前後～	いい―だめ	初めての内部基準を形成すること	相対的なものの見方を獲得し、ほかの子や人にあわせられるようになること	・自分にとっての「いい」基準をつくってこだわることも ・それに反すると大騒ぎ反抗期	・自分の基準で許される範囲と外部基準に合わせていくことを目標に大人が対応する ・行動の順番を絵で示す。突然の指示をせず、見える形であらかじめ伝えたり、予告する ・「かして、入れて、やっていい?」などたずねることばを教える
3歳前後～	好き―嫌い	自分らしさを求めること	ほかの子や人との交渉能力を身につけること	・好みが明確になる ・自分が好きでないことには駄々をこねる	・好きなもの、好きな子に対する気持ちを認め、遊べるように配慮する ・好きなことをするだけではなく「～をやったら、いいことがある」など関係づけのルールを教える ・何をしたか振り返らせ、ことばにさせる
4歳前後～	勝つ―負ける	競い合いを楽しむこと	集団内での自分の位置を意識し、それに合わせた言動をとること	勝負にこだわり、負けると大泣きしたりする	・勝ったり負けたりの経験をさせる ・ほかの子を応援するよう促す(人を非難しない) ・負けても、泣いたり騒いだりしないように注意する
5歳前後～	善い―悪い	道徳基準を自己に取り込むこと	道徳基準をもとにして、集団内での言動をとること	道徳基準にこだわり、反する人をしつこく非難する(ただし身勝手な面が多い)	・手前勝手なへ理屈に対しては「認めない」という対応も必要 ・常識的で論理的な主張の仕方を教える ・「何で?」という質問に対して、一般的な理由を答えるようにする
6,7歳～	おもしろい―つまらない	仲間の感性を自己に取り込むこと	(大人よりも)同世代の子どもと遊べること	・友だち優先で、大人をばかにした口をきく ・大人にはむかう	・仲間と同じ感性を楽しみあう機会を設ける ・子ども同士でバカ騒ぎしても、それを見守る ・遊ぶ友だちが変わっても、それについてとくにふれない
8,9歳～	掟を守る	仲間同士の規律を自己に取り込むこと	自律的な仲間集団に入れること	・自分たちと違ってみえる子にちょっかいを出す ・仲間のことを話さなくなる	・仲間のことをペラペラ話すのを注意する ・苦手な子に対するかわし方を教える(ただし、ちょっかいがひどいときは報告するよう話しておく)
10,11歳～	役割を果たす	役割を果たせるように努力すること	集団内での、自分と仲間の能力をはかり、役割を決め、果たすこと	・班活動などに参加しない ・悲観的な言動をとることも	・チーム内での役割がわからないときは、わかりやすく説明する ・役割が果たせない場合には、援助をし、責め立てない ・学校などで役割が果たせない場合、ほかの場での役割を与える(家の手伝い、地域活動への参加など)
12,13歳～	意味・意義を問う	意味・意義のあるものが正しいと考えること	意味・意義など価値について仲間などと話すこと	・大人を困惑させるような問いかけ ・意見を強く主張しゆずらない	・本などを通してさまざまな価値観にふれることを勧める ・いろいろな活動への参加を通して、さまざまな人とのふれあいの機会を増やす

(湯汲英史監修・著,石崎朝世,一松麻実子.「わがまま」といわれる子どもたち 自己中心性の原因と対応.鈴木出版,2000)

〔湯汲英史〕

10 判断基準を教える（2）子どもの社会性

いっしょに

a 真似る子ども

子どもは，ある時期からテレビにうつる踊りを真似るようになる．ほかの子どもの動きを見て，それを模倣する姿を見せるようになる．知的障害・発達障害のある子どもの場合，この人の真似をすることが苦手な場合がある．その理由としては，人への意識が希薄，自分の体の動かし方がわからない，真似ようという意識の弱さなどがあげられる．

人のまねをして，いろいろなことを獲得していくことを「モデリング」と言う．特に子どもは，成長過程の中でモデリングを通して学ぶことが多いとされる．

真似ない子どもの場合，手足を動かしてあげる必要もある．そうやってモデリングできるように教えていく．

b いっしょにやりたがる子ども

ほかの子と手をつなぎ，いっしょに歩けるようになるのは2歳前後からである．手をつないで歩くことは簡単そうだが，相手の動きに合わせて自分の動きを調整しなくてはいけない．このことは子どもにとって，たやすいことではない．知的障害・発達障害のある子どもの場合，相手の動きに自分を合わせるのが難しく，手をつなごうとしないことがある．こういう子どもでは，手をつないで歩くことが練習となるので，課題として取り組ませたほうがいい．

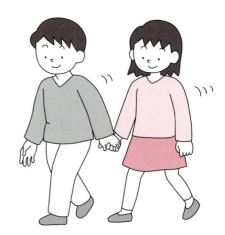

人の動きに合わせる力が付いてくると，子どもは「いっしょに食べる」「いっしょにお風呂」というように，ほかの子や大人と行動をともにしたがるようになる．このことで，さまざまな動きややり方などを学習していく．

いっしょにやることができるようになると，子どもは必要なとき以外「いっしょに」ということばを使わなくなる．

はんぶんこ

a ケチな子ども

もともと子どもはけちなのだろう．だから「はんぶんこしなさい」というと「いや」と答えたりする．子どもは，自分で食べ物などを得ることができない．だから，一度得たものをほかの子に渡すのはイヤなのかもしれない．

b 分け合う子ども…公平を知る

そういう子どもだが，大人から言われて「はんぶんこ」ができるようになる．例えば，おせんべいなどをはんぶんこにして，ほかの子にあげるときに誇らしげにする子もいる．大人から「お兄ちゃんだね」「お姉ちゃんだね」とほめられることで，自分の成長を感じているのかもしれない．

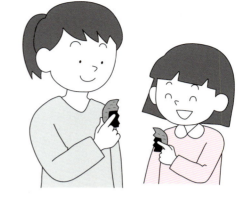

最近の発達心理学の研究では，子どもは「公平」に扱われることを好むことがわかってきた．逆にいえば，公平に扱われないとイヤなのだともいえる．

知的障害・発達障害のある子どもは，自分から主張したりすることが少ない．お菓子などを公平に分けないと，そのことで怒ることもある．公平に扱うことを，日常的に心がける必要がある．

特に兄弟姉妹の扱いでは，子どもがわかっていないようでも，この公平という視点が重要だと感じる．

c 仲間になる子ども

子ども同士では，お菓子などを互いに分け合う姿がみられる．こういった姿は，仲間作りに必要でもある．

はんぶんこは，2歳台にできるようになってくるが，少子化の影響もあり，「分け合う」体験が少ない子たちがいる．知的障害・発達障害のある子どもは意図的に，分け合う機会をつくっていきたい．

順番

a 順番を守る子ども

日本人の子どもは，大人が教えることにより3歳くらいから順番がわかりだす（国によっては，順番に並べないことがある．順番は教えないと，できるようにならないともいえる）．

順番がわかれば，例えばすべり台などで自分の番を待てるようになる．順番が守れれば，無用な争いも起こさないですむ．

b わかりやすい機会の公平

「はんぶんこ」でも述べたが，子どもは公平を好むことがわかってきた．順番は，機会の公平さを子どもに示すことでもある．

知的障害・発達障害のある子どものなかには，順番がわからずに，守れない子もいる．しかし，繰り返し教えていけば多くの子どもたちは理解する．

c 自分を抑制する子ども

子ども時代で，非常に重要な働きとして「抑制力」があげられている．例えば4歳の子ども

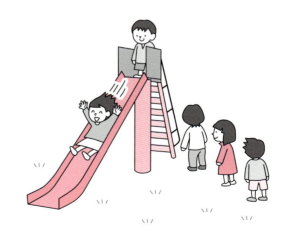

が，周りでたくさんの子どもが騒いでいてもそれに乱されることなく，お絵かきに一心不乱だったりする．動き回る子どもたちの中にいても，それに気を取られることなく，折り紙を折っていたりする．

周囲の刺激に気を取られずに，自分のやりたいことに注意，集中，持続できるためには，「抑制力」が必要となる．子ども時代に獲得すべき能力はたくさんあるが，この「抑制力」を最重要と考える専門家もいる．

抑制力がついていない子は，何事にも集中できず，落ち着きがなかったりする．学校での勉強にも，いろいろな問題を抱えることも多い．環境的な配慮としては，静かな所，少人数などの配慮が必要な場合もある．

じゃんけんで決める

a　じゃんけんをする子ども

子どもが，じゃんけんで物事を決めだすのは5歳前後からである．5歳を過ぎると，9割の子たちがじゃんけんを理解し使えるようになるとされる．

b　わかりやすい解決法

じゃんけんの利点は，簡単にできることである．また，目で見てすぐに勝敗がわかり，時間がかからない．子どもたち同士の解決法として，じゃんけんが使われる理由であろう．

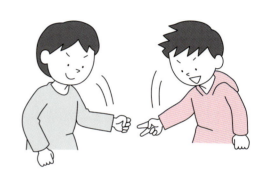

知的障害・発達障害のある子どもの場合，理解のレベルによってじゃんけんがわかるかが決まる．わかりそうなら，教えていきたい．

これ以降の折り合い方

これまで，「いっしょに」「はんぶんこ」「順番」「じゃんけん」を紹介してきた．「いっしょに」は，自分の動きを相手に合わせるという点で抑制力を必要とする．

「はんぶんこ」も，あげたくないのに自分の思いを抑制してこそ，あげられるようになる．

「順番」「じゃんけん」は，ほかの子との折り合いをつける方法である．その方法によって，自分の思いを抑制しなくてはいけない．

これ以降の折り合いのつけ方だが，「多数決」「話し合い」などへと進んでいく．

知的障害・発達障害のある子どもも，抑制力を身につけて折り合えるようにならなくてはいけない．そうしなければ，社会の中で適応することが難しくなるからである．

〔湯汲英史〕

11　判断基準を教える（3）
関わりことば―自分のことを知る

　これから，いくつかの関わりことばを紹介していく．関わりことばとは，子どもが物事を理解し，判断する際に必要なことばである．ここでは，自分のことを知るために必要なことばや，周りの大人が心がけたいことばを紹介する．

できた

a　「できた」を言わせたい

　子どもは何かができたときに，「できた」と大人に報告する．その報告を受けて大人は，「できたね」と承認したり，「こうしたほうがいいよ」と修正提案などをする．大人の評価を受けることで，子どもは「これでいい」と思ったり，「こうしたほうがいいのか」と思ったりする

　ところが，知的障害・発達障害のある子どもは，この「できた」という報告をしなかったりする．「できた」と言わなければ，そのやり方なりがいいのか悪いのかを理解できない．

　子どもは，課題学習や作業などに取り組ませるときには，必ず「できた」と報告させるようにする．

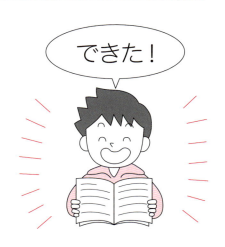

b　承認される喜び

　「できた」と言わないので，ほかの人から認められなくても平気かといえば，決してそういうことない．「認められる」喜びに気づいていないのである．「できた」と報告し，そのことをほめられると，子どもはそのことばを使うようになる．承認されることの喜びを知れば，子どもは大きく変わっていく．

c　承認されたい子ども

　知的障害・発達障害のある子どもの場合，できなかったこと，やれなかったことなどを周りの大人は強く記憶している．そういう先入観があるから，できるようになったこと，わかるようになったことを見逃しやすい．このために，子どもを承認するチャンスを失ってしまう．

　子どもを毎日見ていると，変化に気づきにくいのは確かだが，先入観があることを意識して，子どものできるようになった姿を，次々に「上書き保存」していくようにしたい．

大きくなったね

a　大きくなる子ども

　言うまでもなく，子どもは成長していく．成長しながら，子どもは変化していく．子どもの変化を感じ，「大きくなったね」と声かけしたりする．

第1部　話すときの注意ポイント

子どもは「大きくなったね」と言われ，自分の成長を感じることだろう．そのことは，自信にもつながるであろう．
知的障害・発達障害のある子どもの場合も，「大きくなったね」が大切なのは同じである．成長していることを実感させていく必要がある．

b　大きくなった自分を想像する子ども

「大きくなったら何になりたい？」と質問してみる．ある段階までは，ヒーローの名前などを答える．それが現実の職業である「電車の運転手」や「園の先生」と言うようになってくる．

現実の職業名を答えるようになるには，以下の三点が理解される必要がある．
○自分が必ず大人になることへの理解
○現実の職業名を知ること（人が働くことへの関心，仕事名を学ぶこと）
○必ずできるようになるという確信（今はできないけれども，練習していくうちにできるようになるとの思い）

職業名を言えるようになるためにも，「大きくなったね」という声かけが必要である．必ず成長していくことへの理解につながっている．

子どもの中には，「おにいちゃんですか？」と聞くと，「赤ちゃん」と答える子がいる．赤ちゃんのほうが楽，との思いからの答えのようだ．こういう子には写真を見せ，大きくなっていることを理解させる必要がある．

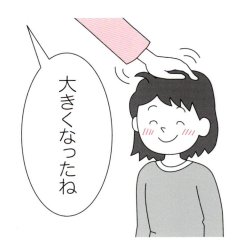

好　き

a　好きなことと自分

好きなことがあるから自分は自分，好きなことが人と違うから自分は自分，好きなことが同じだから友だちというように，「好き」という気持ちにはいろいろなはたらきがある．

好きなことが見つかれば，集中力と持続力が高まる．好きだと繰り返し取り組め，その結果，習熟していくこともできる．好きという気持ちは，将来の職業選択にも影響をおよぼす．

知的障害・発達障害のある子どもの場合，「好きなこと」をなかなか見つけられないことがある．子どもの興味，関心から「好きなこと」をいっしょに探すことも必要な場合がある．

b　好きなことを広げる子ども

電車のミニチュアが好きな子どもが，線路を組み立てられるようになり，その上で電車を動かすようになる．電車のおもちゃでは飽き足らなくなり，自分好みのものを紙や段ボールで作るようになる．好きという

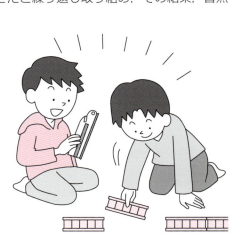

気持ちは，子どものあそびを広げていくことがある．

さらには，実際の電車を見に行ったり，自分で旅行するようになる青年たちもいる．

好きなことを「こだわり」と見なしがちだが，長い年月，関わっていると必ずしもマイナス要素ではないと感じることが多い．人生の楽しみにつながったりもする．好きなことがあれば，それをどう広げるか，関わる大人は工夫したい．

c 「好き」と言えなくても

好きと言えなくても，何かを中断させたり，取り上げたりしたときに子どもが怒る場合，それが「好き」なことがある．好きな気持ちを無視されると，子どもは怒る．言えなくても同じ心理が働くのだろう．

わざとじゃない

a 心の内面に気づく子ども

子どもがほかの子とぶつかったときに，わざとじゃないときは「ごめんなさい」と謝るようになる．謝られた子は，意図的でないことを理解し，謝った子を許す．

一方で，ぶつかったときに「ごめんなさい」と言えない段階がある．そうすると，ぶつかられたほうは相手が「わざと」か「わざとじゃない」のかが判断できない．このために，「ごめん」と言えと要求したりする．それでも相手の子が「ごめんなさい」と言わない，ケンカになったりする．おおむね4歳台からみられるようになるトラブルである．

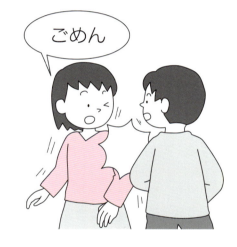

b 心の内面に気づきにくい子ども

知的障害・発達障害のある子どもは，内面に気づきにくい場合がある．このために，行為の理由，つまりは「わざと」と「わざとじゃない」の違いに気づけなかったりする．そのために「ごめんなさい」も言えない．

子どもたちは，「わざと」と「わざとじゃない」の違いはわかりにくいが，ぶつかったときなどには「ごめんなさい」と言わせるようにする．それが言えることで，ほかの子とのトラブルを防止できるようにする．

c 気持ちのことばを教える

知的障害・発達障害のある子どもの場合，気持ちのことばを知らない子も多い．一般的には子どもは，人との会話だけでなく，本やマンガ，アニメなどからも気持ちのことばを学んでいく．

知的障害・発達障害のある子どもでも同じで，話も含めて，本などと接する機会を作り，気持ちのことばを教えたい．

〔湯汲英史〕

12 判断基準を教える（4）
関わりことば―誤解を解く

もちやすい誤解

a 自我が出てくる

　判断基準のところで「自我が出てくる」という段階を紹介した．この時期の子どもは，何でも自分で決めたがることが多い．そういう子どもに対して大人は，子どもの言うままにしていたら，わがままな子どもになる」と思う．そのために，子どもの言うことに対してすべてを聞き入れることはないであろう．理不尽な要求には，根気よく説得したり，要求を無視するなどで子どもに接する．自分の要求が，必ずしも通るわけではないことを子どもは理解していく．

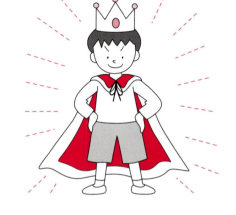

　あわせて，物事を決めるのは誰なのかがわかってくる．例えば，おもちゃを買うか買わないかを決めるのは親と理解する．それがわかれば，おもちゃ屋で「買って！　買って！」と騒ぐことはなくなる．

b 決定権の誤解

　一方で，知的障害・発達障害のある子どもでは，騒いだときにその理由を表現できないために，何でそうなっているのかが周りにはわかりにくい．また説明しようにも，その内容が理解できない場合もある．

　本来ならば，「自分で決めたがっている」という本当の理由がわかれば，対応の仕方もあるのだが，それを理解しきれない．このために，子どもの騒ぎに譲歩したりしてしまう．

　譲歩されれば，自分の要求は必ず通るものと子どもが誤解してしまう．これを「決定権の誤解」とよぶ．理不尽な要求に合わせていると，誤解はさらに強まる．誰が決めるのかを明確に宣言し，対応していく必要がある．

理由がわからない

a 言動の裏側にある理由

　丁寧に接するということで，大人は「〜だから○○しなさい」と子どもに話しかけたりする．特に理由文は，丁寧に長々と付け加えたりする．子どもに対しては一文一意でないとわかりにくい．長々とした理由文は，子どもにはわかりにくい．

　人の言動には，何らかの判断基準やその人なりの理由がある．理由を理解することで，人の言動を理解することができる．大人が理由文をつけて説明するのは，理由を理解させたいためでもあろう．

b 理由を聞かない子ども

ところが，知的障害・発達障害のある子どもの場合，「なんで？」「どうして？」と聞かない子が多い．このために，人の言動を本当の意味では理解できないままとなる．

こういう子たちも，「Aだからなの？ Bだから？」と二者択一で理由を聞くと答えられたりする．例えば外食の際に，子どもがラーメンを選んだとしよう．このときに「おいしいから？ 長いから？」と聞く．こういう問いかけでは，「おいしい」を選べたりする．子どもたちは，頭に理由が浮かびにくいのかもしれない．

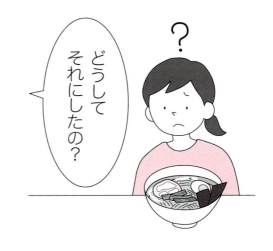

c 主張しない子ども

理由を学ばないと，「だって〜がしたいから」とか「だから○○なんでしょう」といった主張ができない．主張しないから納得しているかといえば，決してそうでなかったりする．納得していなければ，強く拒絶したりする．

二者択一などで，理由表現を教えていく必要がある．そのことにより，子どもへの理解が進み，適切な関わりにつながっていく．

友だちの効用

a 考えを批評する友だち

ほかの子どもたちとの話し合いは，さまざまな意味をもつ．自分の考えを表現したあとに，友だちから「そうだね」と言われればその考えでよいことがわかる．「それはおかしいよ」と言われれば，自分の考えのおかしさに気づき，修正しようと思う．自分の考えの批評家として，友だちの役割はある．

b ほかの子の考えを知る

あわせて友だちの意見を聞くことは，人によって考えが違うことを知るきっかけになる．特に同世代の友達の意見を聞くことにより，自分の考えにも影響を受けることだろう．

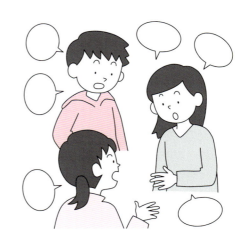

自分の考えを批評され，相手の考えを聞くことで，極端に偏った考えは修正されていくだろう．

c 同世代のセンスなどを学ぶ

同世代の友だちと話すことで，近い世代の子たちが使うことばを学習することになる．世代によって，ことばの意味が違うことがままある．似た年代の子たちの用法を学ばないと，会話が発展しなかったりする．

また同じ曲を聴いたり，テレビドラマを見たりすることなどで，同世代に人気のものがわかってくる．同世代のセンスを共有できるようになると，親近感も増すに違いない．

d　友達がいない

　知的障害・発達障害のある子どもの場合，友だちがいないことが多い．友だちがいても少数だったりもする．このことが偏った考え方，自己流の理解の仕方，奇妙なセンスにつながることがある．それらは，友だちの不在から起こっている可能性があり，友だちのような役割を周りが果たしていく必要がある．

「乗り越えること」と「慣れること」

a　自分の感じにこだわる子ども

　子どもが暑い，疲れた，眠いと言う．そのために不機嫌にもなる．こういう状態だが，4〜5歳になると子どもは「ちょっと暑い」「すごく疲れた」など，自分の感じに程度をつけるようになる．例えば，カレーライスを食べるときに「ちょっと辛いけど食べられる」と話すようにもなる．程度をつけることで，自分が乗り越えられるかどうかを判断する．

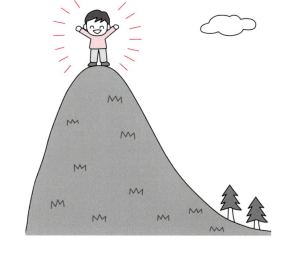

　7〜8歳になると，「暑かったけれどもがんばった」「疲れていたけど歩いた」「眠かったけれど宿題をやった」など，積極的に乗り越えようとしだす．自分の感じを克服し，やりとげられるようになると子どもは本当の自信を身につけていく．

b　感覚に問題をもつ子ども

　ASD（自閉症スペクトラム障害）の子どもには，感覚の過敏性や反対に鈍磨がみられることがある．感覚の過敏性は，音に起こることがあり，赤ちゃんの泣き声や，雑踏の音が苦手だったりする．

　感覚の問題は聴覚だけではなく，触覚，嗅覚，味覚などにもあらわれることがある．感覚に問題をもつ子どもの場合，配慮が必要となる．例えば聴覚過敏の子どもの場合，イヤーマフを使って音を軽減することなどが行われている．

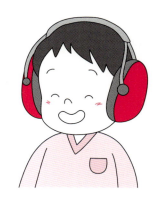

c　慣れることの重要性

　聴覚は，10代後半という早い段階から鈍感（老化ともいえる）になっていく．嗅覚は，強いにおいをかいだあとに，徐々に感じなくなる．これを「慣れ」ともいうが，過敏な感覚であっても，慣れていける場合もある．

　過敏性ばかりにとらわれないで，少しずつでも慣れさせるといった発想も大切と思う．全員とは言わないが，できれば慣れられたほうが生きやすくなるからである．

〔湯汲英史〕

第2部

聞くときの注意ポイント

1 映像的な話，まわりくどい話（要領を得ない話の背景）

子どもの話を聞いていると，大人は「わかりにくい」と感じることが少なくない．しかし当たり前だが，子どもはわざとわかりくいように話しているのではない．「わかるように話しなさい」と注意されるのは，子どもにとって苦痛だ．子どもの話を聞く際は，「なぜ子どもがそう話すのか？」ということを，まず大人が理解する必要がある．

見てわかること，経験したことを中心に話す

知的障害・発達障害のある子の場合，多少の差はあるが，ものごとを抽象的に理解することが難しい．抽象的とは，見えないもの，さわれないものと考えるとわかりやすい．逆から考えれば，見えるものや経験したことはわかりやすい．彼らの話は，このような理解の特性がベースにある．

例えば，「物の説明」の学習をしている際，小学生のAくんは新幹線を「白い．たくさん人が乗る」と答えた．間違ってはいないがこれでは他者に伝わらない．「他の言い方はないかな？」と聞くと，「ママと乗った．春休み．九州に行った．時間がかかるからママは嫌だって」とのこと．自分の経験がベースの説明になっている．もちろん，本人は一生懸命，かつ楽しく話している．

1) 説明するときの優先順位が異なる

Aくんの場合，抽象的な理解がまったくできないわけではなく，概念的な知識も持っている．筆者が「新幹線は何の仲間？」と聞くと「乗り物」．「乗り物っていろいろあるよね？」と聞くと「電車」．「速いかな？　遅いかな？」と聞くと「速い」と答えられた．

こういったケースの場合，説明するときの優先順位，例えば「仲間の名前から言おうね」などと伝

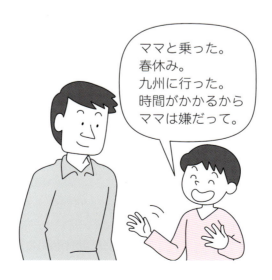

えると，限定的な使用に留まりやすいものの，他者にわかりやすく説明するときのルールを学習していく子どもが少なくない．

2）他者の行動の意図を読みにくい

またもう一点，「見てわかること，経験したことを中心に話す」ことの背景として，他者の行動の意図を読みにくい子どもがいることも知っておきたい．こういった子どもに「お母さんがフライパンで料理をしている」絵カードを見せ，「お母さん，何している？」と尋ねると，「フライパンを持っています」等と答えることがある．彼らの話を聞く場合，相手の気持ちに気づいていないかもしれない，状況を誤解しているかもしれない，といったことを踏まえておく必要がある．

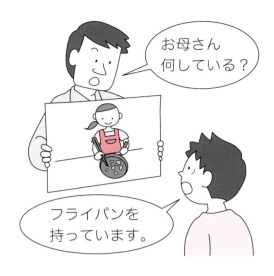

話題の維持が難しい

先ほどのAくんのことばを，もう一度，見ていただきたい．「ママと乗った．春休み．九州に行った．時間がかかるからママは嫌だって」と，後半は当初の質問である「新幹線の説明」からそれはじめている．

会話を続けるうちに，徐々に話題が変わることは自然なことである．ただ知的障害・発達障害がある子どもの場合，同時に複数のことに注意する（この場合だったら，相手の質問や話題を意識しながら，自分の話をする）のが苦手な場合があるため，相手の質問に答えないうちに話題が変わってしまうことが少なくない．聞いているほうは子どもから肝心なことを聞けず，また彼らが何を言いたいのかもよくわからない．

子どもが何について話しているのかを，大人が常に意識し，場合によっては話題を元に戻すことも必要だろう．

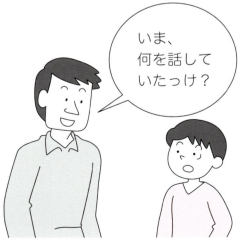

〔藤野泰彦〕

2　成長，発達する子ども（成熟の途上にある子ども）

年齢相応に大人の態度を変える

a　子どもの生活年齢を基準に

　知的障害・発達障害の子どもと関わるときに注意したいことの一つが，彼らの生活年齢（実年齢）である．彼らは障害を抱えながら成長，発達する存在である．また知的障害・発達障害は，「目が見えない」「歩けない」といったように固定的なものではない．言葉の表現の幅が広がったり，注意を持続させる時間が延びたりと，未熟さや偏りのある領域も，それぞれのペースで変化していく．彼らの特性に配慮するのは大前提だが，関わるときの大人の態度は生活年齢を基準にするべきである．

　例えば発達年齢（精神年齢）3歳，小学校1年生の子どもの場合，原則として話すときの言葉の選択や文の長さ等は3歳の子どもにもわか

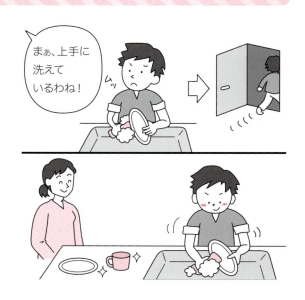

るよう配慮しつつ，話し方や聞き方といった態度はあくまでも小学校1年生を基準としたい．

b　子どもの成長に合わせて接する態度を変化させる

　小学校6年生になるBくんが家で食器を洗っていたときのこと．お母さんが悪気なく「まあ上手に洗えているわね！」とほめたら，洗うのを止めて自分の部屋に入ってしまったという．前思春期に突入しているBくんは，幼子扱いされるのが嫌な時期だった．以降は彼に感謝しつつ，6年生だから上手に洗えるのは当たり前，といった態度で接するようになったそうである．

　さて，このエピソードのポイントは，お母さんがBくんに接する態度を変えたことのほかに，Bくんに年齢相応の食器洗いの技能があったことにある．大人が接する態度を変えても，子どもが年齢相応に振る舞えなければ，子どもはどうしてよいかわからず不安になってしまうだろう．大人が接する態度を変えるとともに，生活面や行動面では年齢相応のふるまいを求め，またふるまえるように特性に配慮しつつ指導を行い，彼らが実績を上げるよう育てることが大切だ．

配慮して聞きつつ，相手がわかりやすい話し方を伝える

a 子どもにも話し方の学びが必要

前セクション（p.50）で，子どもの特性を理解したうえで話を聞くことが大切だと述べた．これが前提ではあるが，大人が子どもに配慮して聞くだけでなく，子どもにも相手に伝わりやすい話し方を学んでもらわなければならない．繰り返しになるが，彼らは成長，発達する存在である．

b 子どもを否定しない

相手に伝わりやすい話し方を学んでもらう際，大人が注意したいのは子どもを否定しないことだ．彼らは彼らなりに一生懸命に話しているのだが，理解の仕方に偏りがあったり未熟さがあったりするため，話すときの優先順位が異なったり，視点が独特だったりするのである．

c コミュニケーションで達成感を得る

例えば大人が見ていない状況を話題にすると，子どもが十分に伝えられない場合，大人，子ども，双方とも達成感を得られない．当たり前だが，大人は自分がわかっていることは子どもに聞かない．しかしこれでは，子どもの視点でみると「大人に話を聞いてもらう場面＝コミュニケーションに達成感を得られない場面」となりやすい．そこであえて双方が経験した遊びや行事を話題にすると，子どもが十分に伝えられない場合，例えば，『『いっぱい，食べた』だけでなく，『バイキングで，いっぱい食べました』と言うと，他の人にもよくわかるね」と，具体的にアドバイスができる．

またなぞなぞの出し合いも，相手に伝わるように話すよい練習になる．後期の幼児が「赤くて丸い果物は何だ？」といったなぞなぞを楽しむのは，事物を抽象的に理解し始めたからでもある．自分の経験や視点だけでなく，抽象的に理解し，表現することを学べると，相手に伝わりやすくなる．

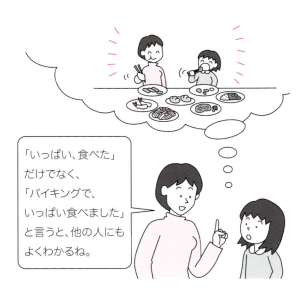

〔藤野泰彦〕

3 記録の大切さ
（成長を知るためには記録が必要）

　よい記録とはどんなものだろうか．
例えば，記録管理についての国際規格 ISO15489 では，求められる記録の特性として，
　・真正性：嘘や偽りのないものであること
　・信頼性：必要なことがすべて書かれていること
　・完全性：修正や削除をされていないこと
　・利用性：検索，解釈できること
をあげている．これらを踏まえつつ，教育・福祉・医療領域での記録について検討したい．

なぜ記録が必要か

　教育・福祉・医療のいずれの領域にしても，子どもと関わるときには目的やねらいがある．目的やねらいを達成するために，現状を評価し，手立てを考え，実行し，検証する．最終的に検証するためには，いずれの段階においても記録は欠かせない．記録し，振り返ることによって，子どもの成長を具体的に把握することができる．もちろん制度上で記録を取ることが定められていることがほとんどであるし，保護者から記録の開示を求められることもある．

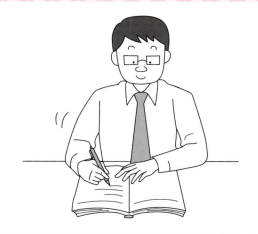

具体的・中立的な表現を心がける

　いつ，どこで，だれが，なにを，なぜ，どのように…という，いわゆる5W1Hを含めることは，記録や情報伝達するうえで基本的なことである．これらが入ることで記録が具体的になり，他者が読んでも理解，再現しやすくなる．またこれに加え，できる限り中立的な表現を心がけたい．例えば，「コップを落としてしまった」という表現には，当事者（＝子ども）に対して，書き手（＝指導・支援職）のマイナス評価が感じられる（よいことをしたときに，「～してしまった」という表現は使わない）．記録を書く場合，「コップを落とした」と中立的な表現を用いて事実を書いたうえで，これとは分けて原因を分析したり，子どもを評価したりするべきである．評価は，書き手の単なる主観にならないことが大切だ．
　また，専門用語も本当に必要な場合以外，使わないことが望ましい．わかりやすい言葉や表現で子どもの状態を説明できる，記録できることが専門性である．

評価・支援のねらいをはっきりさせる

　経験が浅いうちは記録を書くのに時間がかかる場合があるだろう．「書き慣れていない」ということもあるのかもしれないが，子どもへの評価，理解が曖昧であったり，その結果として指導・支援の手立てが不十分であったりすることに理由があることも多い．

a　評価（仮説）→ 結果 → 再評価

　事前の準備は当たり前であるが，日々の関わりの中で，リアルタイムで子どもを評価し，その評価に基づいて関わり，結果を検証，修正していくことが大切である．

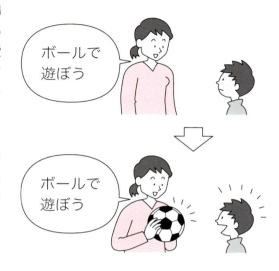

　例えば「ボールで遊ぼう」と言っても反応がなかった場合，→話しことばがわからない，もしくはボールという単語を知らないかもしれない（評価〈仮説〉）→実際にボールを見せて遊びに誘う（評価〈仮説〉に基づいた関わり）→側に来た（結果）→ことばだけでなく，実物を見せると伝わりやすい（再評価），というサイクルを繰り返す．

b　仮説の証明の積み重ね

　仮説の証明を積み重ねることで，子どもへの理解が深まり，精度の高い記録をより短時間で書けるようになる．

ルールの下に管理することを忘れない

　記録は個人情報の塊である．紙媒体，電子媒体，いずれにせよ勤務する組織のルールを確認し，それを遵守することを忘れてはならない．当たり前のことではあるが，忙しい日々の中では忘れがちなことでもある．机の上に出しっぱなし，安易な持ち帰りなど，慎むべきである．事業所の中では気持ちが緩むこともあるかもしれないが，偶然であってもほかの保護者や来客の目につかないよう，注意しなければならない．

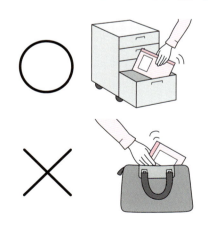

　そのほか，一般的なことではあるが，文章で記録する際は，誤字脱字をなくす，一文はできるだけ短くする，主語と述語の関係を一致させる，といったことにも気を配りたい．

〔藤野泰彦〕

4 保護者の話から子どもの姿を知る
（保護者の日常的な情報は重要なニュースソース）

保護者が抱く子ども像を共有する

a 保護者とのコミュニケーションの重要性

子どもと関わる仕事では，保護者とのコミュニケーションが欠かせない．保護者のニーズを把握するのはもちろん，子ども自身を知るためにも大切である．当たり前だが，われわれが知る子どもの姿は，その子のほんの一部にすぎない．

そして保護者とコミュニケーションをとる際には，「保護者が抱く子ども像を共有する」ことを，常に心がけたい．障害のある子どもと関わる際，指導・支援職は無意識のうちに診断名やIQ，発達段階といったものに捉われてしまうことがある．しかし，わが子を診断名等から，また診断名等だけでみている保護者はいない．もちろん，診断名等から，

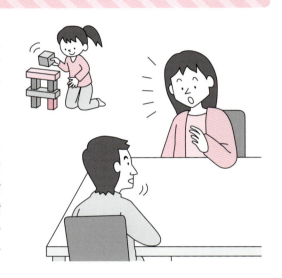

診断名等だけでみている指導・支援職もいないだろうが，指導・支援職の悪気のない一言の中に，「普通の子」とみてもらえてないことを保護者は敏感に感じ取る．

時に保護者が語る子どもの姿は，指導・支援職がとらえている客観的な子どもの姿と異なるかもしれない．しかし，保護者が語る子どもの姿が保護者にとっては真実である．もしくは，保護者は「客観的な子どもの姿」に気づきつつも，指導・支援職へは「他者に抱いて欲しいわが子の姿」を語っているのかもしれない．

b 指導・支援職が心がけるべきこと

指導・支援職は客観的に正しいと思われることを述べるのではなく，保護者の思いに巻き込まれるのでもなく，保護者が抱く（保護者が他者に抱いて欲しいと望む）子ども像を共有することで，保護者との関係づくりがはじまる．

家庭での子どもの様子から，親子の関係や子どもの特性を推測する

保護者の話に出てくる子どもの姿と，外でみる子どもの姿が異なることがある．もちろん，人は誰でも家庭での姿と外での姿は違う．ただ知的障害，発達障害のある子の場合，この違いが大きい場合がある．

例えば外では集団に適応しているのに，家庭では自分のルールを通そうとし，保護者を困らせているケース．家庭では保護者への甘えが少々強いだけ，ということもあるだろう．保護者が謙遜気味に

話しているのかもしれない．一方，保護者と子ども間で，コミュニケーションが適切にとれていないことも考えられる．知的障害，発達障害のある子とコミュニケーションをとるには，彼らの特性に合わせた配慮が必要である．保護者を責めるわけではないが，この配慮が適切でないと，親子の間に行き違いが起こる場合がある．親子双方に対し，関係づくりへの支援が必要かもしれない．

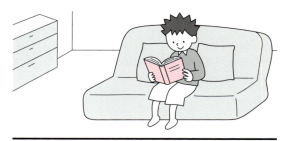

また外では落ち着きがなかったり，不安定なときが目立ったりするが，家庭では安定しているケース．考えられる背景の一つが，子どもが感覚面に過反応を示しやすかったり，不安が強かったりする場合である．刺激が少なく，見通

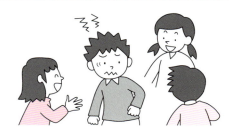

しをもちやすい家庭では落ち着いているが，集団の中等，音や光などさまざまな刺激があり，また他児の行動等，見通しをもちにくい状況にいたりする場合，不安定になりやすい．こういったケースでは，ただ単に子どもを「落ち着きがない」等と評価するべきではない．

保護者から子どもの話を聞いたり，相談を受けたりしたときは，その背景を推測し，対応することが求められる．

子どもの生活リズムを知る

規則正しい生活は，子どもの発達の土台となる大切なことである．体調を整えることにはもちろん，規則正しい生活は見通しをもちやすい生活なので，気持ちを安定させることにもつながる．規則正しい生活を送っているか否かで，多少の差はあれ，子どもの状態像に差が出るのは当たり前である．

子どもの状態像を評価するとき，環境要因は常に考えなければならないが，規則正しい生活を送っているか否かは重要な環境要因の一つである．普段の会話，面談，書面への記録等，方法はいろいろあるだろうが，保護者とのコミュニケーションの中から平日の過ごし方，休日の過ごし方を把握し，子どもへの理解，そして子どもと家族への支援を検討することが必要である．

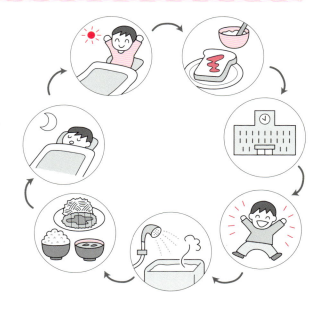

〔藤野泰彦〕

5　関係者から情報を聞く（学校等との連携）

　幼児期〜学齢期の子どもは，保育所・幼稚園および学校を基本として，児童発達支援事業所や放課後等デイサービス，学童保育クラブ等を日中，生活する場所としている．縦の連携（年齢が上がるとともに，通う場所が変わるときの引き継ぎ），横の連携（保育所・幼稚園や学校を中心に，現時点で通っている機関の情報共有）が大切ということは，行政，各機関，各専門職それぞれが認識しているが，制度が十分に整い，活用されている地域はまだ少ない．個別に連携，情報を共有するときの視点を検討する．

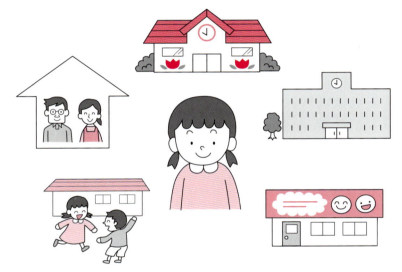

保護者の了承を得る

　基本的なことだが，他機関と子どもの情報を共有するためには，保護者の了承が必要である．原則として，子どもに関わる情報を保護者に無断で他機関等に伝えるべきではない．

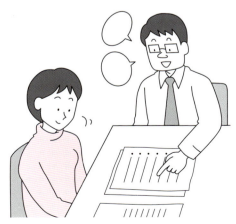

目的は子どものためである

　他機関と情報を共有するのは子どものためである．「自分（自分が勤務する機関）が，子どもと関係をつくれず困っている」では，保護者に「自分の子どもが迷惑をかけているのでは？」と不安や誤解を与えかねない．「子どものために，よりよい支援を行うために他機関と情報を共有したい」という視点が大切だ．

目的に沿った情報共有を目指す

　自治体等の制度になっている連携や情報共有であれば，その目的や内容も具体的な規定がある．一方，個別に連携，情報を共有する場合は，まずその目的をはっきりさせるべきである．

　学童保育クラブや放課後等デイサービスが学校と話をする場合も，その目的によって学校でのどんな様子が知りたいのか？　例えば，授業中の様子なのか？　休み時間の様子なのか？　友達関係なのか？　が決まってくる．

　また診断名やIQ（知能指数）といった主治医が伝えるべきことは，教育や福祉の現場レベルでは，安易に取り扱うべきではない．

相手のことを知る

　冒頭に述べたように，知的障害・発達障害のある子どもが通う機関はさまざまあるが，その目的や内容はさまざまである．

a　各機関における目的と内容の違い

　例えば学校は教育の場であり，教育の内容も学習指導要領できめ細かく定められている．特別支援学校や特別支援学級では，子どもの人数に対し先生をはじめとする大人の数は通常学級より手厚いが，行事など，集団での活動を求められることは相応にある．

　一方，放課後等デイサービスをみてみると，ここは放課後や学校の休業日に日常生活向上のための訓練をはじめとする発達支援を行う場である．現状，その内容はさまざまであり，また個別性が高い．平日に限ってみれば，利用時間は比較的短い．

b　子どもが見せる姿ととらえ方や評価の異なり

　当然，それぞれの場所で，子どもが見せる姿が違うこともある．学校に勤務する教員免許を持った職員と，放課後等デイサービスに勤務する職員とでは専門とするバックグラウンドも子どもと関わる目的も異なるので，子どもの状態像が同じであったとしても，とらえ方や評価が異なる場合もあるだろう．

　他機関と情報共有する場合は，こういったお互いの違いを踏まえ，相手の立場を尊重して話さないと目的を達成できず，場合によっては子どもや保護者に迷惑をかけることになる．

〔藤野泰彦〕

Point of View

さらに理解を深めるために

Point of View

1 知的発達障害とは

　知的発達障害とは，知的な働きが年齢相応に育っていかない，日常生活を送るうえで何らかの支援が必要，発達期といわれる 18 歳未満で発症する，という障害である．診断は医師が行い，標準的な発達の指標に比べてどの程度の遅れがあるかによって，重症度（軽度，中等度，重度，最重度）で表す．DSM-5 の診断基準では「神経発達障害」の一つに位置づけられている．なぜこのような状態が起こるかについての原因の多くは不明である．染色体の異常によって知的発達が障害されることもあるが，なぜ染色体の異常が起こるかについては不明であり，多くは胎児期，出産前後の何らかのトラブルがあったのであろうといわれている．つまり，先天的に起こるものがほとんどであるが，後天的な要因（事故や外傷，感染症，また劣悪な環境）によって知的発達に障害があらわれることが，わずかではあるがないわけではない．

　知的発達障害にも，その程度によって重症度が異なる．以前の診断基準では，IQ 値を基準として分類されていたが，新しい基準になってその分類はなくなった．知能の遅れを表す重症度は知的能力と社会生活を送るうえでの現実の姿との総合的な判断とされるようになった．

　では具体的にはどのような状態かについて説明する．

知的な働きが年齢相応に育っていかない

　診断基準では，「概念的」「社会的」「実用的」な領域における知的機能の欠陥，といわれている．もう少し簡単にいうと「論理的に考える力，抽象的な事柄の理解や判断，問題を解決する力，学校や経験からの学習の遅れ」である．それぞれの分野の標準的な発達との比較の問題である．これらは標準化された知能検査によっても確かめられる．

　小学校に上がる年齢（だいたい 7 歳頃）になれば，ほとんどの子どもは文字の読み書きや 10 くらいまでの数がわかるようになる．小学 3 年生にもなれば，日常的なお金の計算ができる．高校生になれば，社会のこともわかるようになっていく．社会に出れば，それまで学んできたことを複合的に，応用的に使いながら生きていく．大多数の子どもたちは，生まれてから何年もかけてさまざまな事柄を幅広く学び，わかるようになっていく．ところが，知的な障害があるとそこがスムーズにいかない．

1　考える力，抽象的な事柄の理解や判断

　長い会話や説明となると，話が込みいってくることに加えて，短期記憶も関係してくるので，話がどのようにつながるのかなどがわからなくなり，聞き続けることもできなくなったりする．わからなくなってふらふら立ち歩いてしまったり，あるいは座っているけれど，あくびをしたり，隣の子にちょっかいを出したり，表情を見ればちんぷんかんぷん，という状態が起こりやすい．

● **わかりやすく伝えるには**

　こうした場合は，いかにわかりやすく伝えるか，工夫が必要となる．話をする場合には環境や姿勢も大事である．身体が動くとどうしても注意もそれてしまうため，座るならば正座や体育座りで姿勢にも気をつけ，話す人のほうに注目を促す．うるさい音があるならばそれらのできるだけ少ないとこ

ろで行うようにする．また，「5月の遠足のことを話します」のようにテーマをはじめに伝えることで，（これから遠足の話しが始まるんだな）と心構えがつく．また，ことばをずらずらと並べてしまわないように，短く区切って伝える．そして，話すスピードもややゆっくり目がよい．ことばでの説明だけではわからなくても，文字や図表，絵や写真を併用することで，イメージが助けられ理解しやすくなる．そして話の合間や，最後にもう一度やりとりをして，伝わったかを確認するとよい．「ではお話を終わります，いいですか？」と聞くと，「はいわかりました」の返事がとてもよいので，「じゃ，どこに集合でしたか？」などと聞くと，全然伝わっていないこともあったりする．

● 話の内容への配慮

また，話の内容についても配慮が必要である．3歳の子に政治や選挙の話をしようという大人はいないが，18歳になれば，そういう話も会話の中に出てくる．大人になった知的障害のある人に「消費税が10％になったら大変だね〜」と話していたとき，「消費税は払わなきゃいけない，8円です」「税金は給料で払う，みんなのお金です」などと言ったりする．買い物をした経験から，消費税を払わなきゃいけないことはわかっているけれど，それがいくらくらいに当たるもので，何に使われるために払っているものなのか，といった目的までを理解したり，自分のことばで説明することはなかなか難しい．AKBの総選挙で好きな人を書くことはわかり，投票して結果に一喜一憂したりする．それはそれでよいが，実際の選挙ではかっこいい人や好きな人を書くのとはちょっとちがう．この辺りがとても難しい．

● 一人ひとりに合った対応を

身近で経験できることならわかっても，抽象的で日常的ではない事柄，初めての事柄であればなおさら困難が伴うのである．初めてのことや，私たちにとっては「ちょっとした」変化と思えるようなことでも，知的な障害があると，とても不安になって行動までがおかしくなることもある．ていねいに説明し，どのように接すれば不安が軽減するか，原因をさぐって，一人ひとりに合った対応を考える必要がある．

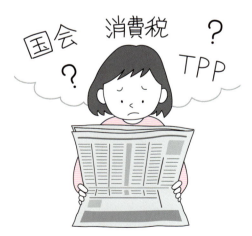

2　問題を解決する力

問題といっても，生活レベルの内容から犯罪や裁判などの問題まで，さまざまなレベルがある．解決も答えがはっきりとしなかったり，一つとは限らないこともある．法律などのことは素人では難しいので，頼れる先をいくつも用意しておくしかないが，日常生活レベルの内容は，経験によって学習することができる．

Point of View

　例えば，ある小学生の子が「忘れ物」をしてしまったことに学校で先生に指摘されてから気づいた．パニック様になり教室から飛び出そうとしてしまって，先生のほうが慌てて止めたということがあった．確かに忘れ物はしないほうがよいことなので，「まずい!!」と思う気持ちはよい．が，パニックを起こす前にどうしたらよいかを考えさせたい．例えば，先生に言って家に取りに帰る，電話を借りてお母さんに届けてもらう，ほかのクラスの子に借りる，先生に謝って明日まで延長してもらう，などをしてなんとか乗り切れることもある．あるいは，謝るだけで怒られないこともあるかもしれないなど．解決できる方法がいくつもあることを教えていきたい．

　「問題」にぶつかったとき，私たちは，過去の経験と似たようなところがないかを探したり，知識を総動員して何かヒントが得られないかを考えたり，あるいは人を頼って方法を相談したりする．そのためには，知識も経験も必要である．

　知的発達の障害があると，知識にも乏しかったり，体験が未熟であることも多く，対処法をいろいろと考えることが難しい．また，大人と行動することが多いせいか，頼る力は育っても自分で考える力になっていないこともある．生活レベルのことであれば，自分で考えて乗り越えていく経験を多くさせたいものである．

3　数の概念，お金，時間

　数の概念やお金のことも知的障害があると難しい内容になりやすい．けれども生活していくうえで，お金のことがわかっていると，買い物の楽しみにつながったり，働くときの意欲にもつながりやすいので教えていきたい分野である．ただ，お金は扱う数が，すぐに2～3桁，4桁となってしまうことや，100円といっても，銀の硬貨が一つであったり穴の開いている硬貨が二つだったり，茶色いのが10個だったりするため，なかなか難しいことも多い．

● **お金についての理解**

　まずは，基本となる数の概念が1～3まで，5まで，10までの区切りでわかるようであれば，お金がとても大切なものである，ということから始めて根気よく教えていく．また，ある程度の年齢になり，お財布（お金）を大事なものだと扱えるようになったら，高価なお金のことがわからなくても，ちょっとしたおやつや飲み物などを買いに行かせる，といった買い物の経験をさせていくのも大切である．自動販売機では，銀色のお金二つを入れればボタンを押せる，ファストフード店では千円札を出せば買える，といった理解の仕方でも，買い物ができることは喜びにつながる．

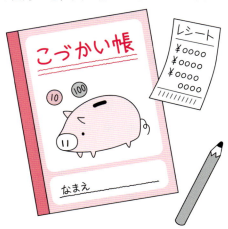

● **お金の管理**

　また，お金のことがある程度わかるようになったら，お金の管理も次のテーマとなる．小遣い帳をつけることも練習させていくとよい．レシートをもらい，家に帰ったらそれをもとに大人と一緒にお金の管理することをきちんとやっていくと，お金の扱いに加えて，一人で出かけたときなどの行動範囲もある程度把握できる．また，お金はトラブルの元にもなるので，管理はまかせっきりにしないことが大事である．本人が小遣い帳に「不明金」と書いている金額とその頻度が多いことから，おかしいと感じた保護者が状況をつきつめていったところ，更衣室でほかの人から財布からお金をとられていたことが判明したこともある．

4　文字を読んだり，書いたりする

　文字というものが何かを表しているということも，子どもたちは発達する中で，理解し学習していくものである．縦の線や横の線が複雑に重なっているものを見てわかること，それが文字が読めることである．そしてそれを真似して書くこととは別々の力である．

　知的発達の障害がある場合，重症度によっては大人になっても文字の意味がわからない場合もあるが，自分の名前などを覚えていくのはマークのようなことから始まるので，自分のものには同じマークや名前を書くことを見せて，ていねいに教えていくとよい．

　字を書けるようになるためには，指先を細かく調整して動かすことが上手にできなくてはならない．知的発達障害とともに不器用さをもっていることも多いので，筆圧も強すぎて疲れてしまったり，弱すぎて薄い線になってしまったりすることもあるが，文字を形よく書けるようになるには，根気も必要である．

日常生活を送るうえでの支援が必要

　知的発達障害の重症度にもよって状態は異なる．が，自分の身の回りのこと，食事，着替え，トイレなどは，ていねいに教えていくことで多くの子どもたちが一人でできるようになっていく．歩ける範囲ならば，道を覚えて行ったり来たりすることもできる．職業に就ける人もいる．しかし，一人で自活できるくらいに生活が管理できるか，というと生活費となれば金額も大きくなり，計画性も必要となるため難しいことが多い．だまされたりしていることに気づかないうちに，トラブルに巻き込まれてしまうこともあるため，見守り程度であっても何らかの支援が必要となる．

18歳未満での発症

　一番わかりやすいのは，アルツハイマー（Alzheimer）症候群や認知症との区別である．高齢になるにつれて，知的な機能が弱り，低下してくることがあるが，それはいったん獲得したものが失われていくことである．知的発達障害の場合は，一般的にはさまざまなことを獲得していく時期のその途上で起こるのである．

心がけておきたいこと

　知的発達障害のある子どもと接していくうえで，気をつけなくてはいけないことが二つある．まず一つは「年齢相応には」育っていかない，という点である．これは同じ年齢の大多数の子どもたちと比べた場合に発達のスピードがちがう，という意味である．発達のペースがゆっくりだと言い換えて

Point of View

　もよい．しかし，ゆっくりだとしても，一人ひとりの子どもをみれば，かならず成長し発達し，学習もしていく．その子の発達にあった適切な環境があれば育っていくのである．どのような環境を準備するかは，周りの大人の責任とも言えるくらいに重要なことである．
　そして，次は「知的な働き」は年齢相応ではないとしても，身体的発達や気持ちなどのような知的な機能以外のことについては，育っていく，という点である．中学生くらいになれば，第二次性徴も始まるし，反抗期も迎える．親から自立しようという気持ちも育つし，バカにされれば怒ったり泣いたりもする．知的な働き，というのは，あくまで一人の人のある一部分に過ぎない，ということだ．
　例えば，12歳の子どもの知的な機能の発達を伝える際に「だいたい3歳くらいですね」と説明することがある．知的な機能が3歳くらいの発達段階にいる，という意味で伝えているつもりが，受け取る側はこの子は「3歳の子と同じなんだ」と受け止めてしまうことがある．12歳の少年に対して幼児語で話しかけたり，いい子いい子やなでなで，と赤ちゃん扱いをしてしまうことがある．12歳の少年は12年間生きてきた「12歳」に変わりはないので，12歳の少年として接しなくてはいけない．

〔一松麻実子〕

2　自閉症スペクトラム障害（ASD）

どういう姿か

「自閉症」「アスペルガー障害」など，マスコミなどでも随分と取り上げられるようになってきた障害である．では，障害の正しい姿が伝わっているか，というとそれはまだまだそうとはいえない．「空気を読めない（KY）」も，KY＝アスペルガーのようにいわれてしまうことも多いが，アスペルガー症候群の特徴は決してそれだけではない．さらに，2014年に診断基準が改訂され，DSM-5になってから「アスペルガー症候群」という診断名がなくなってしまったので，少しややこしいことになっている．かつての診断基準で診断された「アスペルガー症候群」の人は，今は「自閉症スペクトラム障害」（autistic spectrum disorder：ASD）となる．

● 診断の基準

それではいったいどんな子ども，人たちのことかというと，診断の基準として大きく二つある．まず一つ目は，社会的なコミュニケーションや対人関係をつくっていくときのさまざまな能力を総合的にはたらかせることが難しい，ということである．二つ目は，興味や関心が限定的で，反復的な行動をするという行動の問題をもつという．

社会的コミュニケーションおよび対人関係の障害

1　人とのコミュニケーション

赤ちゃんは生まれてきたあと何も教えなくても，人に注意を向けるといわれている．気持ちいい状態でいられれば，ご機嫌がよく，「気持ち悪いよ〜」と感じると泣く．それに対して周りの大人が応じて，気持ちよくしてくれる存在を「人」として認識していく．そういう関わりを通じて，自然とスキンシップが行われたり，大人と目を合わせて気持ちを通わせたり，声かけされたりして，人を見つけて関わり合いが深まっていく．自分のことを心地よくしてくれる保護者がわかり，知らない人に対しては泣くようにもなる．人の中にも好きな人，安心できる人，ちょっと怖い人などのような区別もできるようになる．初めは大人との関わりから始まり，それらが子どもを見たり，子どもの姿を見て声を出したりすることで同世代，仲間に広がっていく．そして，子どもたちとの遊びを通じて，園などでの集団活動を通じて，学校生活でさらにこれらの能力をフル活動させて，友達関係を築いていく．対人関係を築くための能力とは，年齢によって求められるものは違うが，さまざまな能力の集合体といえるものでもある．

人と関わる力はそのような中で育てられていくが，ASDがあるとそこにさまざまなつまずきがあらわれる．まず，赤ちゃんは顔の中でも目をよく注視するといわれるが，ASDがあると，人を見ることに苦手さがあるようだ．人に注目することは自然なことのように思えるが，そこがなかなか簡単ではない．小さい頃は，人よりも物を見つけることのほうが得意な子が多い．そばに人がいても，まるで誰もいないかのような振る舞いをする．

Point of View

2　ことばを使ったコミュニケーション

　ことばについても，ことばがしゃべれるようになる前に，子どもは人とコミュニケーションをとることを覚え，生まれて数か月もたてば，あやされて笑ったり，声を出して人を呼ぶようにもなる．子どもが出している声を真似すると，また子どもがそれを真似て，あたかも，お話をしているかのようなことが起こったりもするが，そうしたコミュニケーションが自然には難しい．子どもが何か見ているとき，それについて大人が話題にすることで，音に何らかの意味があることがわかり，物に名前があることを発見するといわれているが，大人のことばが自分に向かって話されていることもわかりにくいようだ．こうしたことから，言葉の発達がスムーズにいかないことも多い．

3　周囲との関わりの中でのコミュニケーション

　幼稚園や保育所に通うようになり，集団での活動が求められるような年代になっても，見通しをつけられずにマイペースを貫いているようにみえることが多い．大人がやってほしいことを伝えても，話を聞いていないか，自分のやりたいことを，やりたいように進めたがることも多く，そこでひどく怒りだすこともある．家庭でのしつけができていないとか，わがままな子だと思われやすい．

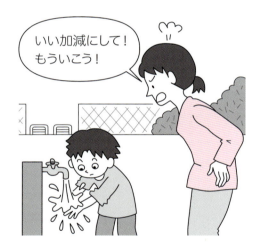

　標準的な発達をしている子どもたちも，それぞれの主張に折り合いをつけながら，我慢する力を身につけたり，徐々に相手がどんな風に感じているのか，どんな気持ちでいるのか，周りの大人から気づかされ教わって，子ども同士でぶつかり合いながら学んでいくものである．それらがなかなかスムーズにはいかず，とても時間がかかる．
　ある程度の年齢になってくれば，自分が人からどうみられているかといったことにも気を配るようになり，その場の雰囲気を感じて行動することを求められるようになる．これは非常に総合的な力であり，多くの対人関係の経験を積み重ねたうえで可能になるものである．ASDがあると，人の目をあまり気にしないふるまいや，場違いといわれる行動をとったりする．ただ，その場の空気を読めるかどうかは程度の問題でもあり，いわゆる「個性的な人」という受け止めで，周囲が受け入れる環境であれば，ある領域でとても評価される仕事をしたり，特別な問題とならない場合もある．

② 自閉症スペクトラム障害（ASD）

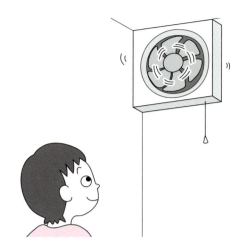

興味関心の限定，反復的な行動の障害

1　興味や関心のもち方が限定的

　この障害の二つ目の特徴としては，興味や関心のもち方が限定的で，儀式的で反復的な行動を好むという行動の障害をもっているという点である．そして，これらの二つが発達早期の段階からあらわれているものをいい，そのことによって，職業や社会生活を営むうえでの障害になっているときに，診断される．

　興味や関心のもち方が限定的，というのは，低年齢であれば回るものが好きで何でも回してみていたり，換気扇や洗濯機の回るのをいつまででも見ていたりする．おしゃべりができる子であれば，同じ年齢の子どもがとても興味をもたないであろうマニアックなことを好んだり，それに関する知識をもっていたりする．例えば，幼稚園の年少児が，マイマイツブリとカタツムリの違いを語ってくれたり，小学2年生の女の子が血液成分の話をしてきたり，私たち大人でもよく知らないようなことを，とうとうとしゃべったりする．たまに会う人からすれば，すごいね，ということになるが，毎日のことになるとさすがに家族もうんざりしてくる．ところが，相手が「聞きたくない表情」をしていることがわかるかは，対人関係の力であり，そこにも弱さがあるために，マイペースに自分の話ばかりをして嫌がられてしまう，ということがよくある．

2　こだわりと反復的な行動

　またこだわりがある，というのもよく知られるようになっている．これが，反復的な行動である．同じことの繰り返しを好み，いつも同じでありたい，というようなものである．これは，私たちが一般的な意味で使う「私はボールペンにはちょっとこだわりがありまして…」などというのとはレベルが違う．ある保育園児は，「2」にこだわり，なんでも2番でないと気が済まない．例えば「並んでホールに行きましょう」という場面で，来た順に並んでいる子どもたちに対して割り込みをしてでも2番目の位置を確保しようとして，友だちを怪我させかねないという．テレビ番組でも，見たい番組はほかのチャンネルなのに，数字のこだわりのために「2」を押してしまうため，見たいものを見られずイライラしているということもある．本人も自分のこだわりに苦しんでいるようにみえる．自分

69

Point of View

の好みでやっているわけではないのが，ASDのこだわりが問題になる場合である．仮にこだわりがあったとしても，それを行動としてやってもいい状況と，そうでない場面との区別ができたり，ことばで確認するだけで満足できたり，といった程度になっていれば問題にはならない．程度を教えていくことが非常に難しいのであるが，適応的な人たちはここを上手にやっている．

感覚の過敏や鈍さ

　大きな二つの特徴のほかに，感覚の過敏や鈍さももっていることがあるといわれている．ちょっとした物音にも，ビクンとして泣き出したりするような聴覚の敏感さ，帽子のようなかぶりものを嫌がってすぐにとってしまうというような皮膚の過敏さもある．これらは小さい赤ちゃんにはみられることはあっても，「大丈夫よ」といわれる中で慣れていったり，「暑いからかぶろうね」と言われてできるようにもなっていくが，なかなか抵抗が強かったりする．また，逆に血が出るほどの怪我をしてもあまり痛みを感じていない様子がみられたりもする．痛みというよりも「赤い血」ということに驚きをみせることはある．

　感覚の過敏さについて，大きくなって表現できるようになったお子さんが，「頭を締めつけられるようだった」とか，「雨が当たるのが肌に突き刺さるようだった」と言っていたが，これらの感覚の過敏は，その日の体調，気候によって反応がまちまちだったりもする．また，予測ができたり，物事の意味がわかるようになるにつれて，うまく対処できるようになる，ともいわれている．

● 大きくなってから自閉症と診断された方の乳児期についての話

　大きくなってから自閉症と診断された保護者の方に伺うと，赤ちゃんの頃，いわゆる手のかからない赤ちゃんだったという方と，あるいは，いったん泣き出すと，抱いてもゆすっても歌ってもなかなか泣き止まない育てにくい子であったという，両方の保護者の感想がある．人に関心を示さず寝ていることが多いために手がかからなかったのか，また，なだめてもなだめてもなかなか人からの働きかけを受け入れられず，泣き止まなかったのか，感覚の過敏のために周りの世界からの情報があふれすぎて，それらを理解できずに混乱して泣いていたのかもしれない．あくまで，これはあとからの推測にしかすぎないが…．

　標準的な発達をしている赤ちゃんは，泣いても人によってなだめてもらったり，あるいは不安なことがあっても嫌なことがあっても，人から守ってもらえていると感じられたりする中で育っていくことを思うと，ASDのある子どもは，孤軍奮闘，一人で生きていくのは大変だ，誰かに頼って一緒に乗り越える経験も積ませたい，と思う．

スペクトラムということ

　自閉症スペクトラム障害の特徴を述べてきたが，そのどれもが，ずっと変わらないものではなく，大きくなるにつれてさまざまな学習や経験を通じて，変化していくものである．感覚の過敏さも，徐々に慣れていったり，「～番でもいいの」とか，「明日がんばろう」などの見通しをもてるようになるにつれてこだわりが薄れていくことも多い．「同じことを繰り返しやるような作業がとっても気持ちいいんですよね」と食器洗い作業の感想を言ってくれた青年がいる．こういうレベルで感じられるようになれば，同じことを長い時間やっていても飽きずに取り組める，という私たちにはなかなかもてない能力として，評価されることにもつながる．

● 多様なスペクトラム

　このように，ASDといわれた子どもたちも，集団生活や教育などを通じて人との関係性を学び，発

達していく．もちろん，それらがささっと順調にはいかないので「障害」なのであるが，目立たない程度になっていく場合もある．そういう点を上手に表す言葉として連続体という意味の「スペクトラム」という言葉が使われているという．「標準的な発達」と思われている私たちの中にも，人の気持ちがわかりにくい人がいたり，人付き合いが難しかったりする人もいる．その濃淡が違うだけで，境目がはっきりしているわけではない，という意味が「スペクトラム」なのである．

自閉症スペクトラム障害の発症率と性差

　自閉症スペクトラム障害の発症の性差については，明らかに男児に多く，男女比は4～5対1の頻度といわれている．

　発症率については，1990年代の古い報告だと1万人あたり2～5人，0.02～0.03％ともいわれていたが，2000年代になると日本でも，1万人あたり96.7～161.3人などの報告もみられている．つまり1％前後ということになる．

　障害そのものの原因は解明されていないので，発症率が高まった原因としては，「診断概念」の広がりがあるといわれている．

障害の程度，知的障害（ID）との合併

　DSM-5という新しい診断基準になってから，これまでなかった重症度に関する基準がつくられた．療育現場にかかわる専門職や保護者との間では，「うちの子は重いから」とか，「自閉傾向があって」とか「自閉的だね」などと表現してきたことはあったが，それらは正式な診断ではなかった．それが，今回は重症度を表すものとして支援が必要なレベル1，かなりの支援が必要なレベル2，最大限の支援が必要なレベル3とされた．

　また，そのほかにもASDがある子どもや人には，知的障害（intellectual disability：ID）も合併していることがあるため，知的障害との合併の有無や言語の状態，身体疾患や，カタトニアといわれるからだの緊張があるかどうか，などもASDの状態をより特徴づけるものとして，診断の際には記述されることになった．そのことで，どういう特徴をもつASDなのか，よりイメージを共有しやすくなると思われる．療育や保育，教育の場では，それらの特徴に念頭に置き，何を目標にどのような働きかけをするかが求められるであろう．

参考文献

1) 笹沼澄子編．発達期言語コミュニケーション障害の新しい視点と介入理論．医学書院，2007．

〔一松麻実子〕

Point of View

3　注意欠如/多動性障害（AD/HD）

　日常生活に支障が出るくらい不注意であったり，また落ち着きがなかったり，衝動的であったりする．ここでは注意欠如/多動性障害（AD/HD），もしくは注意欠如/多動性障害的な特性のある子どもの，集団の中でみられることの多い状態像と基本的な対応についてまとめる．
　念のために付記するが，下記に当てはまるからといって注意欠如/多動性障害と必ず診断されるわけではなく，注意欠如/多動性障害と診断された子どもがすべて下記の状態像を示すわけでもない．また下記の状態像の背景が注意欠如/多動性障害でない場合もあり得る．教育や福祉の現場で，子どもを診断名でみることは避けるべきである．

注意欠如/多動性障害とは

1　注意散漫と過集中を一人の子どもが併せもつことがある

　やるべきことに，年齢相応になかなか集中できない．例えば，
　・授業中などに，大人の話を集中して聞くことができない
　・持続的に作業や創作活動ができない
　・着替え等の身支度に時間がかかる
　・一つの遊びが長続きせず，あれをやったり，これをやったり，ふらふらする
　こういったことが，さまざまな刺激のある集団の中で顕著である．
　その一方で，自分が好きなこと等には過度に集中する．例えば，
　・周りで友達が騒いでいても，本を集中して読み続ける
　・店の前で，何時間も好きなフィギュア等を見続ける
　・遊んでいるときは，何度呼んでもなかなか気づかない
　一見，正反対とも思える特性だが，両者とも注意のコントロールが年齢相応にできていない状態なので，一人の子どもがもつ場合がある．またその時その時による違いも大きい．

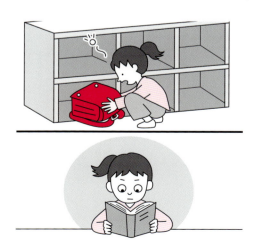

③ 注意欠如/多動性障害（AD/HD）

2 「妙に」気が利く

　気づいたらすぐに行動に移すことが多いので，例えば，
- 友だちが落とした鉛筆をさっと拾ってあげる
- 先生がくしゃみをすると，「大丈夫ですか？」等と気遣うことを言える
- 友だちが困っていると側に行って声をかけたり，手伝ったりする
- 友だちがけんかに巻き込まれていると，状況もわからないうちに相手に反撃する

といった行動に出ることがある．注意欠如/多動性障害の子どもは，基本的には友だち思いで魅力的だ．ただし，授業中なのに席を立って友だちの鉛筆を拾う，自分の持ち場を離れて友だちを助けに行くので，自分の役割が進まないといったように，「自分がやるべきことを差し置いて」の行動になりやすい．

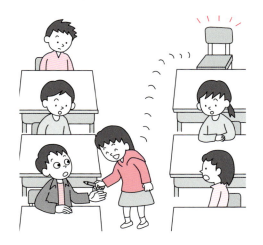

3 気持ちを切り替えることが難しいが，ぱっと切り替わることもある

　少しでもうれしいことがあると最高にご機嫌になる状態，一方，ちょっとでも嫌なことがあると極端に落ち込んだり，激高したりと，周りからみると感情の起伏が激しく，また一度，興奮状態になるとなかなか気持ちを切り替えられないときがある（いつもそうというわけではない）．例えば，
- 言ったことが本人にとって「真実」となりやすい．「僕は叩いていない！」と言うと，それが彼にとっての「真実」．クールダウンするまでは，なかなか周囲からのアドバイスを受け入れられない．

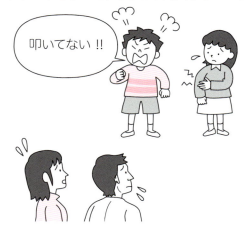

Point of View

- ご機嫌だとぴょんぴょんと動き回り，最終的には友達とぶつかってトラブルになったり，転んでけがをしたり，ものを壊したり…といった結末になることがある．
- 気持ちを切り替えるのが難しい一方，さっきまで大騒ぎしていたのに，好きなおやつが出るとわかるとぱっとご機嫌になることもある．周囲の子どもが驚く．

4 「感覚の問題」を併せもつ子どももいる

　触覚の過反応，低反応等を併せもつ子どももいる．過反応，低反応はその日，その時によっても変わることがあり，身体の部位によって違いがあることも珍しくない．例えば，以下のパターンがある．

● 低反応の場合

　友達にぶつかっても気づきにくい．しかしぶつかられた相手はクレームを言ってくる．本人はぶつかっていることに気づいていないので，トラブルの原因となる．

● 過反応の場合

　ちょっと触られただけでも本人はびっくり．さらに過集中や注意散漫になっている状態だと，その瞬間まで本人は気づいていない．衝動的に相手に反撃したりするので，相手のほうも驚き，これもまたトラブルの原因となる．

● 「感覚に問題」のある子の場合

　感覚的なフィードバックが弱いこともあり，力の加減が難しいことがある．「暗黙の了解」を超えた力でなぐったり蹴ったりするので（もちろん，本人は気づいていない），やはりトラブルの原因となる．

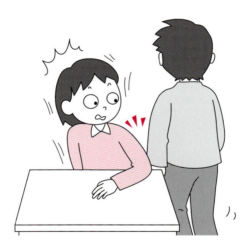

5 「今」がすべて

　注意欠如/多動性障害の子は，「瞬間に生きている」といわれることがある．例えば，

- 注意されたことも忘れやすいが，ほめられたことも忘れやすい．何度も失敗を繰り返す原因ともなるし，せっかく上手にできても積み上がりにくい原因ともなる．
- 注意された，ほめられたときの感情は残る．ほめられたときの感情が残る分には害はないだろうが，注意されたときの感情だけが残ることは避けたい．自信をなくしてしまったり，被害的になったり，攻撃的になったりする原因となる場合がある．

③ 注意欠如/多動性障害（AD/HD）

6 「気づいていない」行動が多い

何かをするとき，複数のことに注意することが難しい．例えば，
・作業中など，友達の机に自分の道具が広がっても気づかない．相手が困った顔をしていても，微妙な表情の変化に気づくのが難しいタイプの子どももいる．

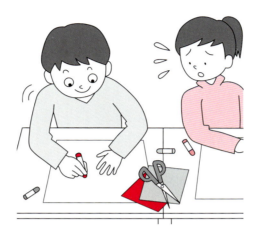

・自分の物を置いた場所を覚えていない，自分が持ってきた物を覚えていない．
・目の前にあるものに気づかない．好きなおやつが出ていたのに気づかずにほかのおかしを食べ，あとから不機嫌になったりする．

周囲は困ることも多いが，当事者である本人たちは意外に困っていないことが多い．

基本的な対応

以上のような状態像を示す注意欠如/多動性障害の子どもたち．彼らと関わるときの基本的な対応としては，
・本人の特性を理解する．
・ルール，判断基準をはっきりと伝える．
・一度に複数のことを伝えない等，刺激を調整する．「適度に」集中しやすい環境を整える．

があげられる．
トラブルが起きたときは，
・落ち着くまで待つ．
・本人の言い分を聞いたうえで誤解を解く．気づいていないことや，幼い判断基準で行動していることが多い．

〔藤野泰彦〕

Point of View

4 発達性協調運動障害

　道具の操作や日常生活の動作，またスポーツ等が極端に苦手であること．極端とは，その人の生活年齢を基準に考えればよい（○歳であればできるはずのことができない，できても時間がかかる等）．一般的にいう「不器用」，「運動音痴」が近いイメージだが，発達性協調運動障害と診断される場合は，日常生活に支障をきたすレベルである．原因は知的障害や視力障害，麻痺等ではなく，また注意欠如/多動性障害や学習障害等，ほかの発達障害と合併することもある．
　ここでは，発達性協調運動障害のある子どもの状態像と基本的な対応について述べる．

発達性協調運動障害とは

1 手先が不器用

学習面や生活面に影響が出る．例えば，
・字を年齢相応に整った形，サイズで書けない．また筆圧が強すぎたり，弱すぎたりする．
・ハサミで紙を切る，セロハンテープで紙を留めるといったような，道具の使用に困難さがある．

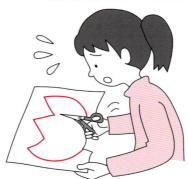

・着脱に時間がかかる．
・スプーンや箸を適切に使えなかったり，こぼしが多かったりする．
・靴ひもを結べない，もしくは時間がかかる．

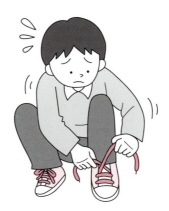

④　発達性協調運動障害

2　体を使った遊びやスポーツが苦手

道具を使う遊びや運動に影響が出やすい．例えば，
- ボールを狙ったところへ投げられなかったり，落球したりすることが多い．蹴ることも同様．
- なわとびをなかなか跳べない．
- 鉄棒や剣玉がなかなか上達しない．

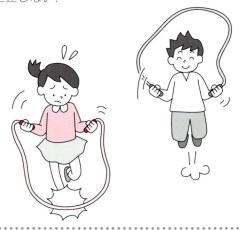

3　自信がない

　発達性協調運動障害のある子どもは，自分がやるべきことは理解している．やりたいこともある．しかし，前述のように思い通りに体を動かせず，友達からからかいやいじめの対象になりやすいこともあり，自信を育てられないことが多い．そのため，
- 意欲が低い．集団での創作活動やスポーツ，遊びに参加しようとしない．
- ふざける．「わざと」失敗する．
- 意地悪や人の邪魔をする．
- アマノジャク的なことを言い，周囲を困らせる

といった行動がみられる場合がある．さらに，
- 友達とのトラブルが増える．
- 仲間ができにくい．

といった問題が派生することもある．

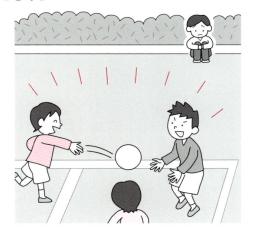

Point of View

基本的な対応

● **本人の特性を理解する**

　前述した「自信がない」状態は，言うまでもなく二次的な問題である．「やるべきことは理解していても，思い通りに体を動かせない」ことを理解することが大切だ．

　本人が嫌がっている競技への参加を無理強いしたり，ふざけることを注意したりしても解決にならないばかりか，その子どもとの関係は崩れてしまうだろう．

　後述するが，その子のできるところからはじめること，そして技能を積み上げ，自信を育てることが大切である．

● **できるところからスタートする**

　生活面にしても学習面にしても，本人のできることとできないことを見極め，できることからスタートするのが基本である．障害のない子どもと同様のことを求め，「がんばれ！」等と努力を求めるのは，子どもにとって苦痛でしかない．

　例えばボタンであれば少し大きめのものに付け替える，なわとびであれば跳びやすいようになわとびそのものを調整する，といった配慮が考えられる．

　なわとびの調整の一例をあげよう．水道管を保温するためのウレタン（ホームセンターで売っている）等でなわとびをくるむと，ゆっくり回しても形状が保たれるので跳びやすい（**図1**）．

　練習も，① その場でジャンプ，② 大人が，なわの動きに見立てて回す棒を跳ぶ，③ なわを持たず，跳びながら手を回す（「エアなわとび」），④ ウレタンで補強したなわで跳ぶ，といったスモールステップでできると，余計な負担なく上達し，技能とともに自信を獲得できることが多い．

　ただし，障害のない子が中心の集団の中で行う場合には，どうしても目立ってしまうので，周囲の理解や本人が納得することが欠かせない．

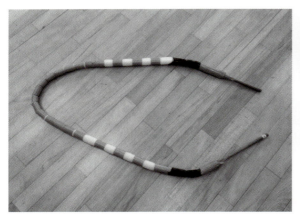
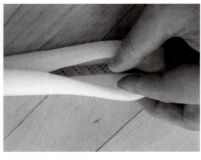

図1 ウレタンなわとび

④　発達性協調運動障害

● **適切な方法で，コツコツと練習する**

　「障害」と名はついていても，発達性協調運動障害は状態像が変化する．身体の欠損といった障害とは異なる．

　本人のできるところから，本人に合った方法でコツコツと練習することにより，生活技能にしてもスポーツにしても，本人のスピードで上達する．

　幼児のときに発達性協調運動障害の診断を受けたある男の子は，ご家族と一緒に，体幹を鍛える運動やボール，なわとび，生活技能の練習を継続した結果，4年生のときに学校で行った新体力テストでは，B判定をもらうことができた．

　また当時，小学校2年生だった別の男の子は，プロ野球12球団の選手の名前を暗記しているほどの野球好き．ただキャッチボールはできず，バットを振ろうとすると，左右の手の持ち位置が逆になり，「振る」というより，「揺らす」に近い状態だった．この彼が一念発起し，地域の野球クラブに入会することにした．当初はまったくついていけず，何度も辞めようと考えたそうだが，このご家庭も親子で練習することにより，高学年になるころには試合に出してもらえるようになった．

　さらに野球が上達にするにつれ，姿勢がよく，安定するようになり，ノートのマスからはみ出していた字が，学校指定のノートにきちんと書けるようになった．ノートが破れるほど強かった筆圧も，適度にコントロールできるようになり，学校の先生からもほめられたそうだ．

　子どもが意欲を失わず，前向きに力を発揮できるようサポートすることが大切である．

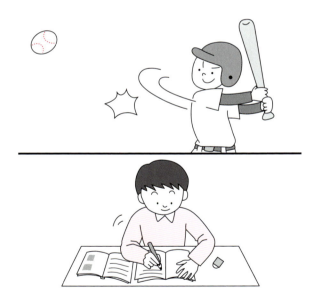

〔藤野泰彦〕

Point of View

5　学習障害

　知的障害はないのに，聞く，話す，読む，書く，計算する・推論することのうち，特定のものに，極端な苦手さがあること．定義は教育分野，医学分野で若干異なっており，前述の教育分野で用いられる定義に対し，医学分野で用いられる定義では読む，書く，計算することについての苦手さと狭くなっている．

　また，注意欠如/多動性障害や発達性協調運動障害との合併も多い．教育や福祉の現場においては，本人が何に困っているのか？　苦手なこと，そして得意なことを把握し，得意なことを活用しながら対応することが求められる．

学習における困難さ

もう少し具体的に述べると，

- **聞く**
  集中して人の話を聞き続けることが難しい．また聞くことで，その内容を理解しにくい場合もある．
- **話す**
  相手がわかるように，順序だてて話すことが難しい．説明する際の単語の選択が，微妙にずれていることもある．
- **読む**
  教科書を音読することに時間がかかったり，どこを読んでいるのかわからなくなったりする．似ている字を読み間違えたり，拗音（ようおん）を読むのが難しかったりすることもある．
- **書く**
  文字を書くことに時間がかかったり，書き間違えや鏡文字になったりすることがある．板書やメモ書きに苦労する．

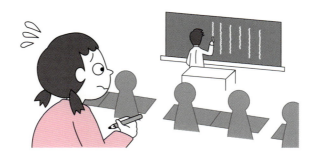

- **計算する・推論する**
  足し算，引き算をするときに指を使う，九九を覚えられない，筆算のミスが多かったり，時間がかかったりする．算数はすべて苦手というわけではなく，できること，できないことの差が大きい場合もある．また数の規則性等を見つけることが苦手な場合，推論する力に影響が出やすい．

⑤ 学習障害

困難さによる二次的問題

上述のような困難さがあるので，二次的な問題として

● **誤解されやすい**

全般的な知的能力は保たれつつ，前述のような困難さを抱えているので，

- ・勉強ができない
- ・手を抜いている
- ・やる気がない

などと誤解されることがある．

● **意欲が低い，自信がない**

生得的な困難さであるのに，誤解されることによって

- ・勉強に意欲をもてない
- ・引っ込み思案．友達と積極的に関わろうとしない
- ・不登校

になりやすい場合がある．

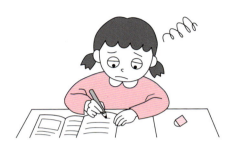

基本的対応

基本的な対応としては，

● **本人の特性を理解する**

学習障害だけに限ったことではないが，前述したような本人の特性を理解し，二次的な障害を防ぎ，子どもがのびのびと学び，遊び，暮らせるように支援することが第一である．

● **得意なところを活かす**

本人の得意なところや自助具を活かしながら，スキルアップを目指したり，苦手なところをカバーしたりする．例えば，

- ・聞くことが苦手な子どもには，文字や写真など，視覚的な情報を提示するとわかりやすい場合がある．

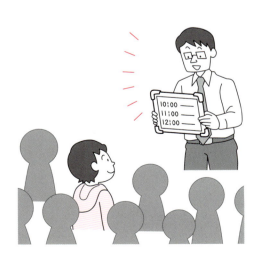

Point of View

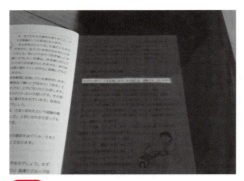

図1 読むところだけが見える枠

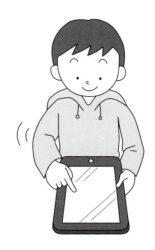

- 音読が苦手な子どもには，読むところだけが見える枠を使うと，読みやすくなる場合がある（**図1**）．
- 書字（模写）が苦手な子どもには，書き方を言語化（例：口→たて，よこ，たて，よこ）すると，わかりやすい場合がある．
- 書字だけにこだわらず，タブレット端末などのICT（information and communication technology）機器で入力することにより，カバーする方法もある．

● メタ認知を使う

　メタ認知とは，平たく言ってしまえば自分を見ているもう一人の自分のことである．自分が何を考えているのか？　自分が何をしているのか？　自分で判断，修正することにつながる力である．

　漫然と学習するのではなく，自分の得意なこと，苦手なことを本人が把握する．そして苦手なことに取り組まなければいけない場合，何に注意すればよいのかを大人のアドバイスのもと，本人が意識して取り組めるようになることを目指す．もちろん，メタ認知を使うことで本人の困難さがすべて解決するわけではないが，得意なことの活用にしても，自助具の活用にしても，学習の進め方には必ずルールがある．メタ認知は，ルールに沿って学習するためには必要な力である．

　メタ認知の学習を進める方法は種々あるだろうが，その一例としてビーズ作業をあげる．学習障害の背景に，視覚認知の弱さがある場合も少なくないので，そのボトムアップもねらえる．

　基本的には図面を見ながらの模倣作業であるが，図面を順に追うこと，左右非対称の図面の場合，左右を反転させないこと，といった点につまずきやすい．そこで例えば，左下から順に作る，番号順につくる，一段通したら図面と照合する，といった「正しく作るために注意すべき点」を子どもと一緒に考え，事前に確認する．

　作業後は，正しくできたのかミスしたのかだけではなく，「自分が何に注意して取り組んだのか？」を確認することが大切である．きちんと言語化しておくことで，「算数のグラフも左から順に見る」といったように，ほかの場面へも広げやすい．

〔藤野泰彦〕

6 評価の難しさ

　一般に人を評価することは難しい．知的障害・発達障害（以下，発達障害と総称する）のある子どもの評価にも特有の難しさがある．評価の難しさには評価する対象，評価する方法，評価した結果の判断と考察，そして評価結果の判断や考察から導く指導といった問題が関係する．評価に際してはこれらの問題を整理して理解しておかなければならない．

評価の役割

1 評価とは

　評価は一種の実験（実験的観察）である．実験は現象を理解するための科学的な方法である．実験は次の一連の過程からなる．① 何を明らかにするか（目的の設定），② 何を対象にするか（対象の明記），③ どのような仕方を用いるか（方法の明記），④ どのようなデータが得られたか（結果の整理），そして ⑤ 目的と照らし合わせてデータを考える（結果の考察）．

　発達障害のある子どもの評価も実験と同じである．① 発達障害のある子どもの何を明らかにしたいか（目的），② どのような子どもか（対象），③ どのような課題（検査など）を用いるか（方法），④ データの取得と整理（結果），そして ⑤ 得られた結果を考える（考察）といった過程からなる．

2 評価と指導

　評価は現象を理解する方法としては一種の実験であるが，発達障害のある子どもを対象にする場合，子どもを理解したら終わりではない．子どもを評価して理解できたのであれば，その理解を根拠にして指導する必要がある．

　評価と指導は表裏一体の関係にある．正確に評価できてはじめて，適切な指導を組み立てられる．また，見通しをもって指導するための行程や道筋を描ける．

● 再評価の必要性

　評価に基づいて指導するが，指導した結果を確かめる評価も欠かせない．「評価→指導→再評価」という流れを欠けば，指導に効果があるのかないのかわからない．指導の効果を評価して確かめないで効果のない指導を続けることは，子どもに不利益をもたらす．

評価の対象

　発達障害のある子どもの何を評価して指導すればよいだろうか．評価する対象の違いから，①「心」を対象にする臨床心理学的な評価，②「行動」を対象にする行動心理学的な評価，③「脳機能」を対象にする神経心理学的な評価に分けられる．さらには，④子どもの「脳構造」を対象にする医学的評価もあるが，ここでは①～③の心理学的な立場からの評価の対象について述べる．これらの評価の対象とそれらの関係を図1に示した．指導に際しては各評価の対象や目的を理解して必要な評価を適宜に選択することが大切である．

Point of View

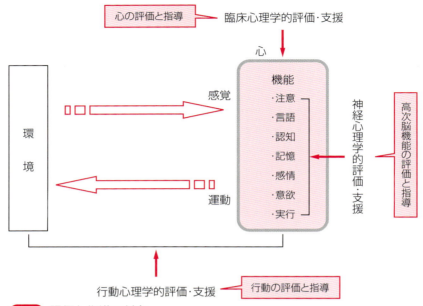

図1 評価と指導の対象
（坂爪一幸．高次脳機能の障害心理学．学文社，2007；19 より一部改変）

1 「心」を対象にする評価

　臨床心理学的な評価では心の状態や特徴を対象にする．それらを理解するために心理検査を用いることが多い．心理検査という"ものさし"で発達・知能や性格・人格といった心の状態や特徴を測る．市販されている心理検査では標準値（基準値）が明らかにされている．この標準値と実際の検査得点を比べて心の状態や特徴を定量的に判断する．

　子どもに実施される代表的な検査に発達・知能検査や性格・人格検査がある．これらの検査では子どもの検査得点（例：発達指数や知能指数）を標準値（例：発達指数や知能指数の平均値など）と比べて心の状態や特徴を判断する．つまり，子どもの心の状態や特徴を平均的な子どものそれと比べる個人間での比較になる．

● 定量的検査の利点と難点

　このような定量的な検査を利用した評価では，子どもの心の状態や特徴を判断する基準は，検査の標準値になる．標準値が明確に示されるために発達の遅れを判断しやすい．しかしその反面，発達の遅れの具体的な状態や特徴があいまいになりやすい．そのために具体的な指導を組み立てづらい．例えば，知能検査の知能指数から知能の発達が遅れているとわかっても，それに対して具体的に何をどのように指導すればよいかはわからない．

2 「行動」を対象にする評価

　行動心理学的な評価では日常の具体的な行動（ふるまい）を対象にする．評価の対象にする行動を具体的に決めて観察する．その際，行動が始まるきっかけになっている刺激（先行刺激），実際の行動，そしてその行動を支えている刺激（後続刺激・強化刺激）に注意して観察する．つまり，「先行刺激─行動─強化刺激」の関係を明らかにする評価で行動分析ともいう．

⑥ 評価の難しさ

行動心理学的な評価では，概して困った行動や問題のある行動を評価の対象にするために，判断する基準は"普通"の行動かどうかになる．"普通"であるかそうでないかは常識的に判断される場合が多い．

子どもの困った行動や問題のある行動の「先行刺激―行動―強化刺激」の関係がわかれば，それらの関係を変えることで行動を変えられる．このように行動が生起・維持される関係を理解して，その行動を変える仕方に応用行動分析がある．

● 行動の評価の利点と難点

日常の具体的な行動を対象にする評価では子どもの行動の状態を客観化（例：行動の回数を記録するなど）しやすい．また行動を変えるための具体的な指導を組み立てられる利点がある．しかしその反面，具体的な行動のみを指導の対象にするために，その行動の原因の解明や根本的な指導は難しい．また，行動は時と場合によって変わるものである．そのために行動を変える指導は対症療法的になりやすく，子どもを伸ばすという原因療法的な指導があいまいにされやすい．行動が変わっても必ずしも子どもが伸びたことにはならない．

3　「脳機能」を対象にする評価

神経心理学的評価では脳の機能（働き）を対象にする．脳の機能は心や行動を支えている基盤である．脳機能には感覚，運動，注意，認知，記憶，感情，意欲などがある．感覚と運動以外の機能は高次脳機能ともよばれる．これらは脳のさまざまな領域に関係する．評価ではそれぞれの脳機能に負荷をかける課題で確認する．

● 個人内比較ができる脳機能評価

このような評価では子どもの脳機能，特に高次脳機能のうち，順調に発達している機能（強みのある機能）と発達の遅い機能（弱みのある機能）を確認する．その子どもの高次脳機能の強みと弱みというプロフィールを明らかにする（特性を理解する）定性的で個人内比較の評価が基本になる．

弱みのある機能がわかれば，それを伸ばす指導ができる．今の，弱みのある機能を基準にして指導することが基本になる．心や行動に問題を生じさせている，弱みのある脳機能を対象にしてそれを伸ばすための具体的で原因療法的な指導になる．また弱みのある機能と強みのある機能を組み合わせて必要な能力や行動を補う指導も工夫できる．

総合的な評価

1　各評価の関係

発達障害のある子どもの心や行動や脳機能を対象にした各評価は，互いに無関係ではなく補いの関係にある（図1）．心の状態や行動の特徴は脳機能の評価に影響する．評価課題に取り組む態度や動機づけや感情（気分）などの心の状態は評価の結果に影響する．一方，評価者が観察する心や脳機能の状態は評価の場面であらわれる一種の行動でもある．評価者が子どもにかけることばや態度や表情，そして課題の出来具合などは子どもの行動に先行したり後続したりして，心や脳機能の一種の行動としてのあらわれに影響する．心の状態や行動の特徴を検査や観察で評価するとき，言語や注意や記憶などの高次の脳機能が基盤になる．

ある一つの評価だけにこだわった場合，子どもの理解に偏りが生じかねない．偏った理解は偏った指導につながる危険性がある．それぞれの評価の特徴を十分に理解して適宜に使い分ける必要がある．

Point of View

2 評価の段階

発達障害のある子どもを総合的に理解するには，各評価を段階的に実施する．

● **個別の脳機能の確認**

脳機能は心や行動の基盤である．さまざまな脳機能をそれぞれ個別に確認する．特に，言語や認知や注意や記憶などの高次脳機能の弱みと強みのプロフィールを明らかにする．さらに弱みのある機能を詳しく調べて，弱みの本態を明らかにする．

● **総合的な能力の確認**

能力はいくつかの機能が組み合わさって成り立っている．知能は言語や認知や注意や記憶などの高次脳機能が総合された能力である．同じように学力もさまざまな機能が総合された能力である．このような総合的な能力を明らかにする．

● **実生活上の行動の確認**

行動はいくつかの能力が組み合わさって成り立っている．対人的な行動はことばによる言語的なコミュニケーション能力と視線や表情などのことばによらない非言語的なコミュニケーション能力から成り立っている．実生活での行動を確認する．

3 「5W1H」の明確化

評価は指導を具体的に導けるものでなければならない．発達障害のある子どもを具体的に指導できる評価でなければ意味はない．結局，指導につながる評価とは発達障害のある子どもの「5W1H」を明確にすることである．

- Who(m)（だれが／を）：子どもの高次脳機能の状態，生活上の能力の水準，そして日常の行動の特徴を明らかにする．
- When（いつ）：子どもに必要な指導の時期を明らかにする．
- Where（どこで）：子どもの生活環境を明らかにする．
- What（何を）：子どもに指導する内容を明らかにする．
- How（どのように）：子どもをどのような仕方で指導するかを明らかにする．
- Why（なぜ）：子どもにその指導が必要な理由や根拠を明らかにする．

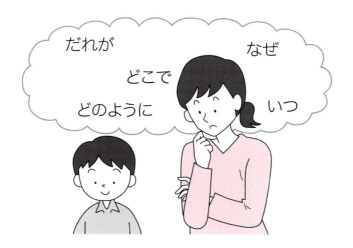

⑥ 評価の難しさ

評価実施の留意点

実際の評価に際しては次のような点に留意することが大切である．

1 子どもへの留意点

- **身体的な要因**
  空腹，疲労，頭痛，痛み，視力や聴力の問題などがあると評価に取り組む態度に影響する．
- **高次脳機能の要因**
  言語，認知，記憶，注意などの発達の遅れや偏りは評価時の指示や評価課題の成績に影響する．
- **感情の要因**
  不安やフラストレーションや落ち込みなどの心理的な緊張の高さ，および飽きや退屈などの心理的な緊張の低さは評価への態度や成績に影響する．
- **動機づけの要因**
  評価に取り組む態度の悪さやがんばりのなさなどは評価の成績に影響する．

2 評価者の留意点

- **経験と態度**
  評価の実施と結果の解釈には臨床経験が必要になる．評価時の子どもへの声かけや教示の与え方や励ましの仕方，評価の結果を解釈する専門知識，そして自分の解釈が適切かを監視する態度などが求められる．
- **評価の目的**
  評価して把握する必要のある情報を明らかにする．さらに評価で収集した情報をどのように活かすかの見通しも重要である．
- **評価の実施計画**
  子どもに必要な評価を適切に選択して実施する計画を明らかにする．同時に，評価に使う検査や課題，そして評価の仕方などを子どもに合わせて臨機応変に変更することも大切になる．
- **評価の実施時間**
  評価に際しては，子どもの負担をできるだけ軽くするために，短い時間で必要十分な情報を収集できる工夫が必要になる．

評価の注意点

発達障害のある子どもを評価する際に，気をつけるべき点をまとめておく．特に能力は課題の内容によってその程度が違ったり，また行動は状況によって異なったりしやすいため，見かけで判断しやすい．それらの評価には十分に注意する必要がある．

1 実生活との関係

実際の生活ではさまざまな脳機能や心的能力を総合して活動している．それぞれの脳機能や心的能力を評価するだけでなく，それらを総合ないしは統合する力を実生活と関係づけて把握するのは難しい．

Point of View

2　代償・補正能力の把握

　実際の生活では子どもは多くの手がかりを利用して，弱みのある脳機能や苦手な心的能力を補って活動している．このような代償や補正する能力を評価で確認するのは難しい．

3　能力の過大評価

　評価は比較的短時間で静かな場面で実施される．また評価で取り組む課題もはっきりとしている．さらに，評価者は課題に取り組む態度を支えるように子どもに働きかける．これらは子どもの力を過大に評価させやすい．

4　障害の過小評価

　前述のように子どもの力を過大に評価した場合，子どもにある本来の発達の遅れや偏りを過小に評価してしまいやすい．

〔坂爪一幸〕

7 神経心理学的な見方（1）高次脳機能をみる

子どもの見方と指導

　知的障害・発達障害（以下，発達障害と総称する）のある子どもを的確に指導（以下，治療・教育・支援を含む）するためには，子どもを正確に理解することが前提になる．不十分な理解やあいまいな理解での指導は思いつきによる指導であり，根拠のない指導でもある．本来，そのような指導は許されない．

　発達障害のある子どもを指導する立場にある者（保護者を含む）は子どもを何らかの見方で理解しているはずである．そもそも「発達障害のある子ども」という言い方には「何らかの発達障害がある」と理解している．子どもに対してどのような見方をして，子どもの何を理解しているのだろうか．

　概して，発達障害のある子どもには診断名がつけられたり，検査を受けて発達の程度が判定されたりしている．診断や判定は子どもを理解する見方でもある．診断や判定とはどのような見方であろうか．そして診断や判定による見方から，どのような指導が導かれるだろうか．

　ここでは始めに，発達障害のある子どもの見方，そのような見方から導かれる指導と問題点をまとめておく．そして，神経心理学的な見方と指導がなぜ必要かについて述べる．なお，アメリカ精神医学会の精神疾患の診断・統計マニュアル（Diagnostic and Statistical Manual of Mental Disorders：DSM）の最新第5版であるDSM-5では，発達障害から神経発達障害に改称された．神経発達障害という呼び方は一般的にはまだそれほど普及していないため，ここでは発達障害と神経発達障害とを適宜に使用する．

子どもの行動をみる見方

1　行動から理解

　子どもに発達障害があるかないかを決めるとき，子どもの行動（ふるまい）を手がかりにすることが多い（図1）．行動は人の目にとまりやすい．日常生活や社会生活の場面で，ほかの子どもと違う行動や困った行動は特に目につきやすい．目立つ行動とは繰り返される回数（頻度）が多い行動でもある．そのために，目立つ行動は行動の特徴になる．さらにはその子どもの特徴として理解されがちである．

　特徴的な行動を手がかりにして，発達障害があるかないかを決めて，そして発達障害を種類に分けるのが「診断」になる．例えば，日常場面でうまく行動できないことが目立つと知的障害，社会的な場面で対人行動の苦手さが目立つと自閉症スペクトラム障害，いくつかの場面で落ち着きのない行動が目立つと注意欠如/多動性障害と診断される．実際には，発達障害の診断は特徴的な一つの行動で決められるのではなく，特徴的な行動をいくつか組み合わせて判断される．診断は子どもを行動から理解する見方といえる．

　行動は目につきやすいために，診断以外にも子どもの理解に日常的に使われやすい見方である．ある子どもを"いたずらっ子"という場合，いたずらする行動が目立つために，その子の特徴として理解しているからである．

Point of View

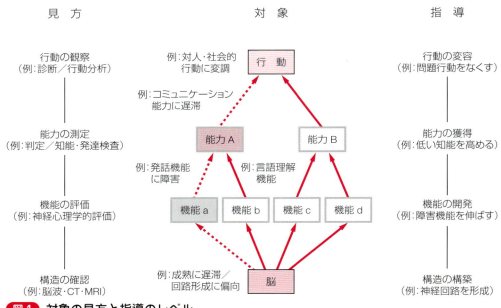

図1 対象の見方と指導のレベル

2 行動への指導

　行動からみる見方で子どもを理解したのであれば，その見方を根拠にした指導は行動を指導の対象にすることになる．ほかの子どもと違う行動から理解したのであれば，その違う行動が指導の対象になる．特徴的な行動から理解したのであれば，指導する対象はその特徴的な行動になる．そして，指導する目標は特徴的な行動を"特徴的でない"行動，言い換えれば"普通"の行動に変えることになる．

　例えば，困った行動から理解したのであれば，その困った行動が指導の対象になる．同じように，知的障害ではうまくできない行動，自閉症スペクトラム障害では対人行動の苦手さ，そして注意欠如/多動性障害では落ち着きのない行動が指導する対象になる．指導する目標はそれらの行動を"普通"の行動に変えることになる．

3 行動への指導の問題点

　発達障害のある子どもに一定のパターンの特徴的な行動があるのは事実である．そのために特徴的な行動が診断の手がかりとして用いられている．しかし本来，行動は時と場合によって変わるものである．発達障害のある子どもに特徴的な行動がしばしばみられるにしても，いつでもどこでも行動が全く同じであることはない．同じような行動を繰り返すにしても，そこには何らかの理由や原因がある．

　行動を変えるだけの指導には次の問題点がある．
・行動は時と場合によって変わるため，指導に一貫性を欠きやすい．
・行動を対象にした指導は対症療法になり原因への対応を欠きやすい．
・行動を変える指導は子どもを伸ばすという教育的な視点を欠きやすい．
・行動が変わってもほかの場面への応用（般化）が難しい．

⑦　神経心理学的な見方（1）高次脳機能をみる

子どもの能力をみる見方

1　能力から理解

　子どもに発達障害があるかないかを決めるとき，子どもの能力を測って「判定」することも多い（図1）．知的能力（以下，知能）を測るためには知能検査が，また発達の程度を測るためには発達検査がよく利用される．知能検査は知的な課題を解決する能力から知能の程度（水準）を測定している．発達検査は日常生活上の課題を解決する能力から発達の程度を測定している．

　知能検査では知能の程度を知能指数（intelligence quotient：IQ）という数値で表している．そして，IQが標準的な範囲より低いと知的障害と判定している．同じように，発達検査では発達指数（developmental quotient：DQ）を求めて発達の程度を判定している．

　このように，判定は知能検査や発達検査という"ものさし"で測定した能力の程度から子どもを理解する見方である．

2　能力への指導

　ある能力の程度からみる見方で子どもを理解したのであれば，その見方を根拠にした指導はその能力を指導の対象にすることになる．ある能力を標準（平均）的な程度よりも低いと判定したのであれば，低い能力が指導の対象になる．そして，指導する目標は低い能力をできるだけ標準的な程度にまで近づけることになる．

　例えば，IQが60で知能の程度を低いと理解したのであれば，その低い知能が指導の対象であり，指導の目標はIQが60の知能を100という標準的な程度にまで高めることになる．低い程度にある能力を指導の対象にした場合，指導の目標は能力を"標準"の程度にまで高めることになる．

3　能力への指導の問題点

　子どもの能力の程度を検査という"ものさし"を用いて数値で表せば，能力の程度がはっきりと示されて判定はしやすい．しかし，能力の程度は測定に利用する課題の内容や難易の違いによって変わる．また，子どもの"本当"の能力を伸ばすためには具体的に何を指導すればよいのかはっきりとしない．知能検査のIQから知能の程度が低いとわかっても，その低い知能を高めるために具体的に何を指導すればよいかをIQは示さない．

　能力の程度を高めようとする指導には次の問題点がある．
・検査による能力の程度からは指導する対象が具体的に示されない．
・能力の程度を高める指導の仕方が具体的に示されない．
・能力の程度は検査課題の内容や難易で異なるので指導が一貫しない．
・指導の目標は"標準"程度の能力を目標にするので子どもに無理をさせやすい．

子どもの脳機能をみる見方

1　機能から理解

　発達障害は神経発達上に生じた問題であり，神経成熟に遅れや神経回路の形成に偏りが生じる．そのために脳の機能（働き）の発達が遅れたり，発達に偏りがあらわれたりする．視覚障害や聴覚障害

Point of View

といった感覚障害のある子どもや肢体不自由といった運動障害のある子どもと違って，たいていの発達障害のある子どもは見えて，聞こえて，そして動ける．しかし，言語，注意，認知，記憶などの高次の脳機能に遅れや偏りがある．そのために能力の程度や行動に問題があらわれる．なお，高次脳機能とは感覚や運動よりも高い水準の脳機能をいう．

　脳機能は能力や行動の基盤である（**図1**）．行動はいくつかの能力から成り立っている．また能力はいくつかの機能から成り立っている．例えば，知能はさまざまな高次脳機能が協調して働いて難しい課題を解決する能力である．同じように，適応行動はこれらの高次脳機能が協調して働いて日常生活上の要求や課題を解決できる行動である．高次脳機能に問題があれば，知能検査の課題はうまく解決できない．また日常生活での行動が制限される．

　子どもの神経心理学的な見方とは言語，注意，認知，記憶などの高次脳機能の状態を理解する見方である．高次脳機能を理解するには，神経心理学的な評価が必要になる．

2　機能への指導

　機能の状態からみる見方で子どもを理解したのであれば，その見方を根拠にした指導は機能を指導の対象にすることになる．ある機能に弱みのあることがわかったのであれば，弱みのある機能が指導の対象になる．そして，指導する目標は弱みのある機能をできるだけ伸ばすことになる．

　例えば，発話機能が弱いと理解したのであれば，弱みのある発話機能が指導の対象であり，指導の目標は弱みのある今の発話機能をできるだけ伸ばすことになる．弱みのある機能を指導の対象にした場合，指導の目標は今の状態の機能を開発することになる．

3　機能への指導の利点

　子どもの高次脳機能の強みと弱みがわかれば，指導する対象が具体的に明らかになる．指導する対象は弱みのある機能になる．前述したように，能力の程度は課題の内容や難易によって変わる．行動は時と場合によって変わる．しかし，能力や機能の基盤である機能はそれらでは変わらない．例えば，発話機能に弱みがあれば，どのような課題や場面であってもうまく話せない．

　機能を開発する指導には次の利点がある．
・指導する対象が具体的に示される．
・指導する仕方が具体的に示される．
・機能は能力や行動の基盤なので原因療法的に指導できる．
・機能は時と場合によって変わらないので指導に原則と一貫性を持てる．
・指導の目標は現段階の機能を伸ばすことなので子どもに無理をさせない．

高次脳機能障害の見方

1　高次脳機能障害と発達障害

　大人の脳損傷後に生じる言語や認知や記憶や注意などの障害を高次脳機能障害という．また，高次脳機能障害から回復するための治療介入を認知リハビリテーション，あるいは神経心理学的リハビリテーションとよんでいる．認知リハビリテーションでは，障害された高次脳機能を回復するさまざまな治療技法が開発されている．

　大人の高次脳機能障害は脳の神経成熟が一応完成したあとに生じた後天性の障害である．一方，発

⑦ 神経心理学的な見方（1）高次脳機能をみる

達障害は脳の神経成熟の遅れや神経回路の形成の偏りなどによる高次脳機能の獲得の遅れや偏りである．つまり，発達障害は高次脳機能の発達の障害ともいえる．

2 高次脳機能とその障害

大人の脳損傷後の高次脳機能障害の研究から，言語や認知や記憶や注意機能などの障害は左右大脳半球の損傷側の違いや，大脳半球内の損傷を受けた部位の違いに関連することが明らかにされてきた．このように脳損傷患者の臨床症状の知見の集積から，能力や行動の基盤である高次脳機能は脳のさまざまな部位に関係が深いと考えられている．

このような高次脳機能はヒトの心を作り上げている"部品"とみなすことができる．上位の機能は下位の機能がいくつか集まって成り立っている機能系でもある．例えば，言語機能は一つの機能系であり，言語発話と言語理解の各機能からなる．言語理解の機能は音韻弁別（言語音の識別）と意味解読（語義の認知）の各機能にさらに分けられる．

高次脳機能を大まかに分ければ次のようにまとめられる．それらに生じた障害が高次脳機能障害である．高次脳機能とその障害の関係を図2に示した．前述のようにこれらの機能をさらに下位の機能に分けることもできる．

- 言語　　：構音・言語発話・言語理解・読字・書字・計算
- 認知　　：視覚・聴覚・触覚・空間・環境・身体の各認知
- 行為　　：巧緻性・客体（道具）の使用・客体の系列的使用・構成の各行為
- 注意　　：容量・選択・転換・持続・配分性の各注意
- 記憶　　：短期（作動）・長期・意味・エピソード・手続き・展望の各記憶
- 遂行機能：思考や行動の目的性・計画性・柔軟性・効率性・自己修正

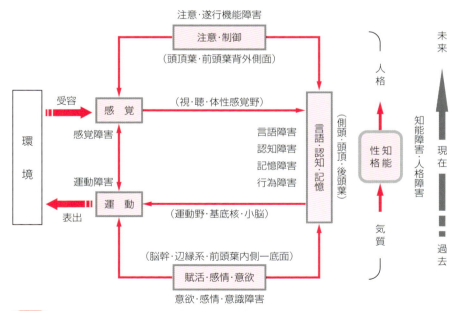

図2 高次脳機能の枠組みと高次脳機能障害
（坂爪一幸．高次脳機能の障害心理学．学文社，2007；56より一部改変）

Point of View

- 感情　　：表出・受容・変化・持続・深み
- 意欲　　：欲動・欲求・自発性・能動性
- 知的能力：判断・推理・抽象・思考
- 社会性能力：対人性・心の理論・共感性

3　神経心理学的な見方の必要性

　子どもを行動の特徴からみる診断や能力の程度からみる判定といった発達障害の見方だけでは不十分である．指導にも前述のいくつかの問題がある．

　指導する対象を明らかにして，指導する原則と一貫性をもち，そして指導する子どもに余計な負担をかけないためには，子どもの能力や行動の基盤になっている高次脳機能の状態を知らなければならない．障害のない高次脳機能と障害のある高次脳機能とを区別しなければならない（**図1**）．

　指導は実践である．実践は具体的に実施するものである．そのためには，具体的に指導できるように子どもを理解することが前提になる．具体的な指導を導ける水準まで能力や行動を分解して，その基盤である高次脳機能を個別に確認する神経心理学的な見方による理解が必要になる．また，行動の問題の原因や発達・知能検査の成績の低さを読み解くためにも，高次脳機能を確認する神経心理学的な評価が重要である．さらに，認知リハビリテーションの治療技法は子どもの指導に応用できるものが多い．

発達障害の高次脳機能

　発達障害のある子どもにみられる高次脳機能のおもな特徴を診断名別にまとめると次のようになる．

1　知的発達障害

　知能（知的能力）の発達が遅れる．知能とは複雑な課題を解決する力や適応的に行動する力をいうが，そのためには言語や認知や記憶などの高次脳機能が協調して働かなければならない．知的発達障害では各高次脳機能の発達が全体的に遅れる．

2　コミュニケーション障害

　コミュニケーション能力の発達が遅れる．コミュニケーション能力の基盤は言語機能である．言語機能は発話と言語理解の二つの機能に大きく分けられる．言語障害では，言語理解に比べて発話機能の発達が遅れたり，言語理解と発話の両方の機能の発達が遅れたりする．ことばの各音（構音）を明瞭に発音できない語音障害では，言語音の構成に必要な口舌部の運動調整に苦手さがある場合が多い．ことばを相手や状況に合わせてうまく使い分けられない社会的コミュニケーション障害には実行（遂行）機能や作動記憶の発達が関係していると思われる．

3　自閉症スペクトラム障害（ASD）

　おもに対人関係や社会性能力の発達が遅れる．高次脳機能の発達が偏り，高次脳機能に強みと弱みの機能が生じやすい．概して，ことばに関係した（言語性）情報の処理は苦手だが，視覚的な（非言語性）情報の処理は得意である．そのために，視覚的な情報を過度に好む行動があらわれやすい．ほかにも，表情（顔）の認知，他者の感情の認知，記憶の偏り（視覚性記憶や機械的記憶が優位），注意の選択性の偏り，実行機能の発達の遅れなどがみられやすい．

4　注意欠如/多動性障害（AD/HD）

　おもに集中力や行動のまとまりの発達が遅れる．高次脳機能では抑制や注意や実行機能などの発達が遅れやすい．抑制機能の未発達では余計な動きを抑えられない多動性や後先を考えない衝動性，注意機能の未発達では注意があちこちと移りやすい散漫さや薄ぼんやりとした不注意や集中力のなさ，実行機能の未発達では行動の計画性のなさや誤りの修正の難しさなどがあらわれやすい．

5　発達性協調運動障害

　運動・動作の調整力の発達が遅れる．高次脳機能では感覚障害や運動障害はないが，運動・動作の調整が苦手なために動きに拙劣さや不器用さがあらわれる．粗大運動ではバランス調整ができずに姿勢が悪かったり転びやすかったりする．巧緻性動作では道具の使用が不器用，道具の使い方の習得が遅い，そして道具の持ち方や使い方が変則的になりやすい．

6　限局性学習障害

　知的な発達に遅れがないのに，読み・書き・計算などの学業の習得がうまくいかない．高次脳機能では聞きことば・話しことばといった音声言語の機能は比較的よいが，音声言語が基盤になって獲得される読字や書字といった文字言語の習得が遅れる．また，言語的な情報の処理や言語性の記憶にも苦手さがみられやすい．ほかにも，左右認知や手指認知に問題がみられる場合もある．

　大人の高次脳機能障害には左右認知の障害，手指認知の障害，書字の障害，そして計算の障害の4つが揃うゲルストマン（Gerstman）症候群がある．左大脳半球の頭頂葉下部（角回）の損傷で生じやすい．子どもでは発達性ゲルストマン症候群という場合もある．

　限局性学習障害は読み・書き・計算を習う就学後に明らかになるが，就学前では音声言語の発達が遅れていることが多い．

神経心理学的な見方による指導

1　子どもへの指導のタイプ

　前述のように高次脳機能は能力や行動の基盤である．日常生活に必要な基本的な能力や学校で学習する能力，また周りの変化に合わせてうまく行動するには高次脳機能の発達が必要である．高次脳機能の発達に遅れや偏りがあるとき，それを正確に理解して適切に指導しなければならない．そのためには神経心理学的な見方による指導が基本になる．

　発達障害のある子どもへの指導（支援）にはさまざまなタイプがある．指導のタイプをまとめたものを図3に示した．指導する対象の違いから，指導のタイプは次のように分けられる．①高次脳機能を対象にして弱みのある機能を伸ばす機能改善型の指導．②高次脳機能を対象にして弱みのある機能と強みのある機能を組み合わせて苦手な能力を補う能力代償型の指導．③心理反応（気持ち）を対象にして負の心理反応を予防・解消する心理安定型の指導．④苦手な能力を対象にして道具を活用して補う能力補填型の指導．⑤行動を対象にして行動を変える行動変容型の指導．⑥環境（周囲）を対象にして生活しやすいように環境を整える環境調整型の指導．⑦関係者を対象にして関係者の苦悩を解消するなどの関係者支持型の指導．ここでは高次脳機能を対象にした指導と必要な配慮について述べる．

Point of View

2　高次脳機能への指導のタイプ

　発達障害のある子どもへの指導には，能力の程度を調べたり行動の問題点を観察したりするだけでなく，高次脳機能の強みと弱みを確認することが重要である．高次脳機能の強みと弱みとは高次脳機能のプロフィールである．高次脳機能のプロフィールを神経心理学的な見方で明らかにして，弱みのある機能に適切に配慮して指導しなければならない．加えて，強みのある機能の積極的な活用も大切になる．

　高次脳機能を対象にした指導は大きく次の二つに分けられる．①弱みのある機能を改善する直接的な指導，および，②弱みのある機能に強みのある機能を組み合わせて日常に必要な能力を補う代償（間接）的な指導がある（図3）．

● 弱みのある高次脳機能への直接的な指導

　脳のつくりと働きの発達は相互に関係している．脳は使うことで変化する（脳の可塑性）．高次脳機能の発達を促すにはその機能を使うことが原則である．機能は使わなければ変わらない．機能を使うことによって，その機能を支えている神経基盤（回路）に負荷がかかる．負荷をかけることで神経回路のつながりは確実にまた強固になる．神経回路のつながりが確実になれば機能は向上する．脳の可塑性という点からは，高次脳機能への直接的な指導は子どもが低年齢（概ね10歳以下）であるほど効果的である．これは未熟な脳ほど可塑性が高いためと考えられている．

　機能の発達を効率よくまた効果的に促すには，子どもが機能を「自発的に使う」ことが重要である．子どもに弱みのある機能を使うことを強く強制したり，弱みのある機能の状態に合わないことを要求したりした場合，子どもには大きなストレスがかかる．ストレスから逃れるために子どもはさまざまに"もがき"の行動をとる．その場合，弱みのある機能を「自発的に使う」態度は妨げられる．

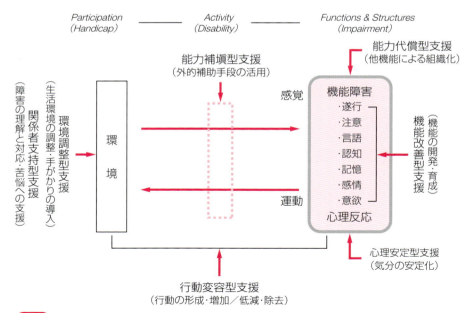

図3　支援の種類と枠組み

（坂爪一幸．高次脳機能の障害心理学．学文社，2007；161より一部改変）

⑦ 神経心理学的な見方（1）高次脳機能をみる

● **弱みのある高次脳機能への代償的な指導**

　弱みのある高次脳機能に強みのある高次脳機能を組み合わせて必要な能力を補う指導である．例えば，言語理解の機能に遅れがあるために日常のコミュニケーションがうまくいかない場合，遅れのない視覚認知機能を利用して，ことばかけの際に表情・身振り・図・絵などの視覚的な情報（手がかり）を添えることで苦手なコミュニケーション能力を補うことができる．このように，苦手な能力の原因である弱みのある機能を確認して，その機能の代わりになる強みのある機能を見つけ出して組み合わせれば苦手な能力を補える．

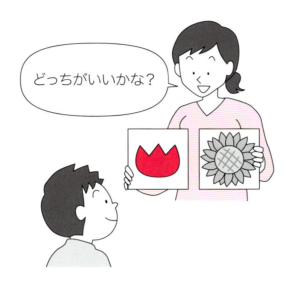

　弱みのある高次脳機能への代償的な指導は，後述する直接的な指導に対する子どもの感情的な抵抗を和らげたり，知的な能力や社会的な行動を可能な限り保障したりする点からも大切になる．子どもは周りと相互に関係してさまざまな情報を獲得して発達する．特定の種類の情報の獲得に感受性の高い時期（敏感期）もある．このような発達期に弱みのある機能だけに頼って情報を獲得するのは効率が悪い．結果として，発達の遅れや歪みを招く可能性もある．情報を効率的に処理して知的な能力や社会的な行動を獲得するには，強みのある機能を有効に活用する指導も欠かせない．

3　高次脳機能に弱みのある子どもへの配慮

　高次脳機能に弱みのある子どもは次のような特徴を示しやすい．指導する際にはそれらへの配慮が欠かせない．

　高次脳機能に弱みがある場合，弱みのある機能に関係した日常のさまざまな活動で失敗や苦労を数多く経験しやすい．そのために弱みのある機能を使うことを嫌がるなどの感情的な抵抗が生じて，弱みのある機能への指導から逃れてしまいがちになる．その結果，弱みのある機能を使う機会が少なくなる．

　さらに，比較的年長の子どもではそれまでの生活で弱みのある機能に対応した特徴的な認知・行動スタイルが形成されやすい．例えば，言語機能に遅れがあると言語情報の処理が苦手なために，視覚情報に強く頼る認知・行動スタイルを示しやすい．テレビやビデオや絵本などの視覚情報を好む傾向が強い．その一方で，ことばの働きかけを無視したり，避けたり，嫌ったりする行動があらわれやす

Point of View

い．そのような認知・行動スタイルは弱みのある機能を積極的に使う態度や指導への取り組みを妨げる．

　弱みのある機能はたどたどしくぎこちなく使われる．子どもは弱みのある機能に注意を込めて使っている．そのために苦労感や努力感を伴う．指導の際には，指導の内容や程度を子どもの弱みのある機能の状態に適切に合わせる必要がある．加えて，励ましや認めなどをきめ細かく添えることが大切である．

4　神経心理学的な見方による指導のポイント

神経心理学的な見方による指導のポイントをまとめると次のようになる．
- 対象の確認　　：高次脳機能の強みと弱み（プロフィール）を明確にする．
- 指導の基本　　：機能を自発的に使うように支える．
- 直接的な指導：弱みのある高次脳機能を開発する．
- 代償的な指導：弱みと強みのある高次脳機能を組み合わせて能力を補う．
- 補填的な指導：弱みのある高次脳機能を補う補助手段を活用する．
- 指導への配慮：高次脳機能の弱みに伴う認知・行動面の特徴を考慮する．

〔坂爪一幸〕

8 神経心理学的な見方（2）ことばの働きをみる

　コミュニケーションの仕方には聞きことばや話しことばによる言語的なコミュニケーションと表情や視線や身振りを利用した非言語的なコミュニケーションがある．言語的なコミュニケーションを神経心理学的にみると次のようになる．

1　言語的なコミュニケーションの発達と脳の成熟

　ことばの発達の初期では空腹や渇きなどの欲求，そして快や不快また嬉しさや悲しみや怒りなどの情動（感情）を限られた発声で他者に表現する．この情動的な発声には欲求や情動に関係する大脳の中心部と発声に必要な口舌部の運動に関係する前頭葉（運動野）との連絡が必要になる．神経成熟が早い領域である．

　次いで，発声できる音の種類が増えて意味のあることばや文（発話）で考えや思いを他者に伝える．このことばによる意図的なコミュニケーションはおもに左大脳半球の言語野（中枢）の成熟が必要になる．

　さらに，ことばは考えや行動を調節するために使われる．このことばの象徴的で心的な操作という役割には大脳の前頭葉の前部（前頭前野）の成熟が必要になる．神経成熟が最も遅い領域である．

2　発達障害とコミュニケーション

　発達障害のある子どもはことばに遅れを生じやすい．発達障害の診断名（種類）は違っても，発達障害のある子どもの多くにことばの遅れやコミュニケーションに問題がみられる．

　発達障害のある子どものことばの特徴を診断名別に簡単にまとめると次のようになる．なお，これらのことばの特徴は年齢や発達障害の種類や程度で違ってくる．

- 知的発達障害　　　　　　　：発達が全体的に遅れるが，コミュニケーションする態度はある．ことばの発達も全般に遅れる．ことばによる処理や記憶が苦手である．
- コミュニケーション障害：ことばを構成している音（構音）がぎこちない．話しことば（言語発話）や聞きことばの発達が（言語理解）が遅れる．
- 自閉症スペクトラム障害：コミュニケーションする態度が少ない．発話や理解の発達が遅れる．
  （ASD）　　　　　　　　　　 ことばを変則的に（文法的に間違って）使う．
- 注意欠如/多動性障害　：幼少時ではたいていことばの発達が遅れがちである．ことばを多量に
  （AD/HD）　　　　　　　　 話す（多弁）が，概して話の内容が断片的で散漫になりやすい．
- 発達性協調運動障害　　：ことばを構成している音（構音）をうまく作れない．ぎこちなくたどたどしく話す（非流暢な発話）．
- 限局性学習障害　　　　　：幼少時ではたいていことばが遅れがちである．文字の読み書きや計算などの習得が遅れる．ことばによる処理や記憶が苦手である．知的能力は比較的順調に発達する．

Point of View

ことばの神経心理学的な仕組み

ことばを神経心理学的にみる場合，脳に損傷を受けたあとにあらわれることばの障害（失語症）が参考になる．発達障害のある子どものことばやコミュニケーションにも同じような状態（症状）が発達的にみられる．

1 失語症のことばの特徴と関連する脳損傷部位

ことばはいくつかの働き（部品）から成り立っている．脳に損傷を受けた部位（場所）によって，障害されることばの働きは違ってくる．どのようなことばの働きが障害されたかで失語症はタイプに分けられる．各タイプの失語症のことばの特徴とそれに関連する脳損傷部位を簡単にまとめれば次のようになる．なお，ことばの特徴の程度は失語症の重症度で違ってくる．

- ブローカ失語 ：話し方がたどたどしくぎこちない．話せることばが短い．ことばは理解できる．
  （左大脳半球の下前頭回脚部の損傷）
- ウェルニッケ失語 ：ことばを理解できない．話し方はなめらか．
  （左大脳半球の上側頭回後方上部の損傷）
- 伝導失語 ：復唱ができない．話し方はなめらかで理解もできる．
  （左大脳半球の弓状束の損傷）
- 健忘（失名辞）失語 ：ものの名前が思い出せない．話し方はなめらかで理解もできる．
  （左大脳半球の角回の損傷）
- 全失語 ：話すことと理解することの両方ができない．
  （言語に関連する脳領域の広い損傷）

2 ことばの働きと症状

失語症のことばの特徴から，ことばを作り上げている部品，関連する脳の領域，そしてその障害をまとめると次のようになる．

- ● **ことばを話す：おもに左大半球の前方領域に関連**
  - ことばの音の構成（構音）── 聴きとりづらい発音で話す．
  - ことばの音の連結（語）── 喃語様のことばや意味不明のことばを話す（後方領域とも関連）．
  - ことばとことばの連結（文）── 話せることばの長さが短い．
  - ことばとことばの連結規則（文法）── 間違った文法で話す（失文法）．
  - ことばを話すなめらかさ ── たどたどしくぎこちなく話す（非流暢／努力性発話）．
  - ことばを話す量 ── 話すことが少ない（寡黙）・話すことが多い（多弁）．
  - ことばの想起 ── ものの名前が出てこない．
  - ことばの対人的な使用（運用）── ことばを対人的に使用しない・変則的に使用する．
  - ことばの復唱 ── ことばを復唱できない・間違って復唱する（音／単語／語順を入れ違う）．
- ● **ことばを理解する：おもに左大脳半球の後方領域に関連**
  - ことばの音の知覚（音の区別）── ことばの各音を区別できない．
  - ことばの意味の認知 ── ことばの意味を理解できない．
  - ことばとことばの連結規則の認知（文法の理解）── 文の構造を理解できない．
  - ことばの意味の把持量 ── ことばの意味を一度に理解できる量が少ない．

ことばの神経心理学的な見方と指導

ことばの神経心理学的な見方と指導のポイントをまとめると次のようになる．

1　話す働きの確認と指導のポイント

- **話せることばの量の確認**
  - 自発的に話すことばを観察して話せる長さ（語連鎖）と量（多弁・寡黙）を確認する．
  - 物品名を呼称する課題から語彙数の獲得状態を確認する．
- **話せることばの質の確認**
  - 自発的に話すことばを観察して構音の明瞭さと音をつなげるなめらかさを確認する．
  - 会話を観察して話せる内容を確認する．
  - 物品名の呼称や文の復唱から前記の話す働きを確認する．
- **話す働きへの指導の留意点**
  - 現在の話す働きの状態がことばを使いこなせる上限になる．
  - 構音の不明瞭さや言い間違いなどに対して言い直しなど過剰な修正を要求することは子どもにとって"叱り"になる．話す態度を損なう．
  - 自発的に話す態度を養うことが重要になる．
  - 話す態度への"ほめ"（認め）を細やかに提供することが大切になる．

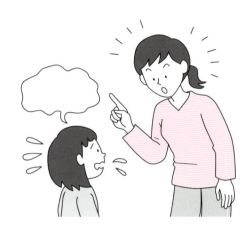

2　ことばの理解の働きの確認と指導

- **理解できることばの量の確認（音声や言語の聴覚的把持力）**
  - 物品名から物品を指示する課題で一度に意味を理解できることばの量を確認する（語義認知の長さ）．
  - ことばを復唱する課題でことばの音を区別できる量を確認（語音知覚の長さ）．
- **理解できることばの質の確認**
  - 物品名から物品を指示・操作する課題で理解できることばの水準を確認する．
  - 単語→動作語→性質語→関係語の順に理解が発達するが，理解がどの水準かを確認する．
- **ことばの理解の働きへの指導の留意点**
  - ことばの音声の区別とことばの意味の理解は異なる．
  - まねして言えても理解できているとは限らない．ことばの意味が理解できなくても音声をつなげて機械的にまねすることはできる．
  - 現状のことばの意味の把持量や理解の水準を超えたことばの要求は，ことばの理解の難しさを子どもに体感させてしまう．
  - ことばを理解できない経験の蓄積はことばへの興味や関心を奪う．ことばに注意を向けて聞いて理解する働きを使う態度を妨げる．

〔坂爪一幸〕

Point of View

9 障害のある子への医療

障害への医療の理念

1 リハビリテーションの理念

　障害のある人への医療には以前からリハビリテーション医療がある．障害のある子どもへの医療も基本的にはリハビリテーション医療の理念と共通する．
　リハビリテーションは本来「全人間的な権利・資格・名誉の回復」を意味する．一般的には障害のある人の「全人間的復権＝人間らしく生きる権利の回復」として理解されている．医療的には事故や疾病などの原因で後遺障害のある人に対して，その失った能力を回復する治療法をいう．
　障害のある子どもの場合，失ったものの「回復」ではなく，すべてがこれからの「獲得」あるいは「開発」になる点に違いがある．いずれにしても，障害のある子どもへの医療はリハビリテーションの理念にみられるように，その子どもの人間存在全体に関わる問題であることを忘れてはならない．

2 障害のレベルと包括的な医療

　世界保健機構（World Health Organization：WHO）は1980年に「国際障害分類（International Classification of Impairments, Disabilities, and Handicaps：ICIDH）」を公表した．ICIDHでは障害を①「機能障害・形態障害（impairment）」，②「能力障害・能力低下（disability）」，③「社会的不利（handicap）」の3つのレベルに分けた．その後ICIDHは改訂され，2001年に「国際生活機能分類―国際障害分類改訂版―（International Classification of Functioning, Disability and Health：ICF）」が公表された．ICFでは人間の生活機能を①「心身機能・身体構造（body functions and structures）」，②「活動（activities）」，そして③「参加（participation）」に分けた．そしてそれらの生活機能に生じた障害を①「機能障害・構造障害（impairment）」，②「活動制限（activity limitations）」，③「参加制約（participation restrictions）」に分類した．
　ICIDHであれその改訂版のICFであれ，表現は違っていても，どちらも障害は人間の各レベルに生じるものであり，それらのレベルに応じた治療や支援が必要であるとしていることに違いはない．
　障害のある子どもへの医療も同じである．その子どもの人間としての生活機能の各レベルで生じている障害に対して包括的に関わることが欠かせない．医療を包括的に実践するにはさまざまな専門職によるチーム・アプローチが求められる．

障害のある子の医療と専門職

　障害のある子どもは療育を受ける場合が多い．療育とは障害のある子どもの発達には治療と教育の両方が欠かせないという考え方を示す用語である．
　療育に関係する専門職は医師，看護師，保健師，理学療法士，作業療法士，言語聴覚士，臨床心理士・臨床発達心理士などの心理専門職，そしてケースワーカーになる．これらの専門職がすべて揃っているかどうかは医療機関によって違う．

療育の流れは次のようになる．子どもははじめに医師の診察を受ける．医師は障害の有無と種類を診断する．医師は子どもの状態を保護者に説明し，必要な助言や薬の処方などを行う．また，子どもの障害の状態に応じて専門職に療育指導を依頼する．

● 療育を担当する専門職の役割の違い

　療育を担当する専門職は役割に違いがある．理学療法士はおもに肢体不自由のある子どもを対象にして立位や歩行など日常生活の基本動作の獲得を指導する．作業療法士は肢体不自由のある子どもを対象に摂食や更衣など日常生活に必要な応用動作の獲得や，発達障害のある子どもに感覚統合を指導する場合が多い．言語聴覚士はおもにことばに遅れのある子どもを対象に，ことばやコミュニケーションの問題を中心に指導する．臨床心理士・臨床発達心理士などの心理専門職は知的障害・発達障害のある子どもを対象に，認知発達やソーシャルスキルなどの指導や保護者へのカウンセリングをおもに担当する．ケースワーカーは保護者に療育手帳の取得など，おもに公的な支援サービスの利用への助言や学校などの他機関との連絡・調整を担当する．

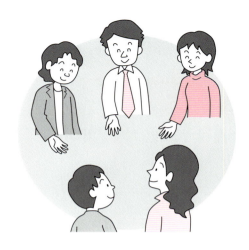

治療，予防，回復，再生そして先制医療

　医療の目的には変遷がある．医療は疾病を治療する治療医療（医学）から始まった．次に疾病の予防，寿命の延長，そして健康の増進を目的にする予防医療があらわれた．予防する対象から第一次予防（健康増進），第二次予防（早期発見と治療），そして第三次予防（能力低下の防止）に分ける場合もある．さらに，治療医療，予防医療に続いて第三の医療とされたのがリハビリテーションに代表される回復医療である．疾病で生じた後遺症からの回復を目的にする医療である．

● 再生医療・先制医療

　最近は再生医療や先制医療も提唱されている．再生医療は欠損した人体の組織に幹細胞などを利用して再生することでその機能を回復することを目的にする．先制医療は疾病の発症を事前に予測して発症する前に予防的に治療することで，疾病の発症を防ぐことを目的にする．疾病を治療する医療から疾病につながる芽を事前に摘み取る医療になる．先制医療と予防医療との違いは，予防医療が集団を対象にした予防であるのに対して，先制医療は個人を対象にする点で異なるとされている．

　先制医療は個人の遺伝素因を調べて発症前に診断して，発症する前に積極的に治療しようとする．先制医療はアルツハイマー（Alzheimer）病や糖尿病やガンなどさまざまな疾病を対象にする．発達障害もその対象に含まれる．例えば，新出生前診断（無侵襲的出生前遺伝学的検査）では胎児の染色体異常を調べる検査だが，発達障害の発症前診断であり先制医療と密接に関係する．このような医療には出生前の胎児の選別など倫理的に根深い問題がある．

● 障害のある子どもへの医療で考えるべきこと

　障害のある子どもへの医療に際しては，障害を判断する基準，そして治療する方向と範囲という難しい問題が絶えず根本にある．つまり，健常と障害とを何によってどのように決めているか，障害があるとしたのであればそれをどこに向けてどのようになるまで治療するかといった問題意識を持ち続けることを忘れてはならない．

〔坂爪一幸〕

Point of View

10　障害のある子と福祉

福祉サービスを活用する

　発達に障害のある子どもたちが使える福祉サービスについて説明する．
　障害のある子どもたちに関連する法律は，知的障害者福祉法，発達障害者支援法などいろいろあるが，児童期の主たるものは児童福祉法によるサービスである．それに加えて，一部「障害者の日常生活および社会生活を総合的に支援するための法律」（以下，障害者総合支援法）も利用できる．さらに，日本独自ともいわれる制度として「手帳制度」がある．国による制度としてのサービスのほか，自治体，地域独自のものもあるので，保護者同士のネットワークを通じて情報を得たり，役所などに相談してサービスを調べていくとよい．
　窓口についても，施設に入所したいといった場合は，児童相談所に申請する必要があるが，その他の通所サービスを利用する場合には，役所の福祉や障害に関する窓口となる．自治体によって使えるサービスに違いがあったりもするので，まずは住んでいる役所に問い合わせてみることをお勧めする．

手帳制度

● 手帳の種類と制度

　身体障害があると「身体障害者手帳」，精神障害があると「精神障害者保健福祉手帳」，知的障害があると「療育手帳」といわれる3種類の手帳がある．
　発達障害のある子の場合には，明確な手帳制度がなく，便宜的に「精神障害者保健福祉手帳」が該当となる．これらは都道府県や特別区の単位で，申請をすることによって，障害程度の度合いでランク分けされて交付される．
　療育手帳は，正式名称は「療育手帳」だが，自治体によってそのままの呼び方のものもあるが，「みどりの手帳」「愛の手帳」など呼び方も違い，ランクもA～D，1～4度，A1，A2などのような数字の表現もある．精神障害者保健福祉手帳は，1～3級で等級付けがされているが，精神障害という病気の特徴から2年毎の更新が必要である．

● 手帳を申請することへの配慮

　これらの手帳は，家族や本人が申請して得ることになるが，保護者や家族が子どもの障害を認識し受け入れることができていない段階では，なかなか手帳の申請に踏み切れない場合もある．大人になってからの申請では本人が自分の障害をどうとらえるかについても配慮が必要となる．

● 手帳を持つことのメリット

　ただ，これらの手帳を持つことによって，税金の減免，鉄道，航空機の運賃の割

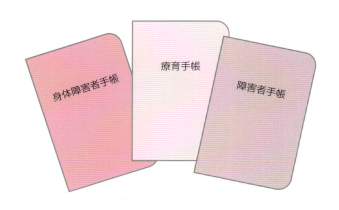

引などのメリットが得られる．手帳は証明書に変わるものなので，手帳を見せることで運賃が半額になる，支援学校での教育を受けられる，就職する際には「障害者雇用」として雇用されるため，採用も就職後も配慮や支援が得やすくなる，といったメリットもある．

児童福祉法

児童の福祉を推進するための施策は「児童福祉法」によって決められている．この法律では，児童の健全育成を大きな目的として，入所施設のサービスや，保育サービス，虐待を受けている子どもたちの社会的養護の問題などがあるが，2012年度（平成24年度）の改正によって，障害のある子どもたちへの福祉サービスがこの法律に一元化された．その内容のおもなものとして，以下のようなものがある．

1　経済的な補助，保障となる「特別児童扶養手当」「障害児福祉手当」など

20歳未満で精神または身体に障害を有する児童を家庭で養育している父母らに支給される手当である．特に重度の障害のある子を養育している場合には「障害児福祉手当」がある．ただし，どちらの場合にも，父母に一定の所得制限は設けられている．

2　障害児が入所する施設

医療型と福祉型の二種類がある．

3　通所で利用する施設として「児童発達支援（センターおよび事業）」や放課後等デイサービス，保育所等訪問支援

未就学児へ通所によって療育を行うのが「児童発達支援事業」，学齢児への放課後支援の充実のために「放課後等デイサービス」がある．また保育所等を利用している児童のために，障害のある子どもがより集団生活に適応できるように訪問して専門的に支援を行うのが「保育所等訪問支援」である．

4　各種サービスの利用の計画を策定する「計画相談支援事業」

障害児が通所支援（児童発達支援・放課後等デイサービスなど）を利用する前に，障害児支援利用計画を作成することになっている．通所支援の開始後にも一定期間ごとにモニタリングを行うが，それらを作成するのが障害児相談支援である．

障害者総合支援法

地域社会への参加と，ライフステージに沿って切れ目のない支援を展開していくことを目的として，この法律が策定，施行された．

● 支援に関する変化

これまで障害のある人たちへのサービスは，障害の種類ごとに決められていたが，この法律の前段にあたる「障害者自立支援法」（平成18年）で障害を種類ごとに分けず「障害者」と一元化した．またさまざまなサービスも，以前は「措置」という言葉で行政が決めていたが，当事者やその家族自身が事業者を選び契約をしていく「サービス」となってきているのが最近の大きな変化といえる．

障害のある子どもの場合には，日中の移動支援，行動援護など，使えるサービスもある（**表1**）．

どちらの法律によるサービスの場合も，障害の状態を評価する「障害支援区分」の認定があり，必

Point of View

表1 児童福祉法によるサービスと障害者総合支援法のサービス

	児童福祉法		障害者総合支援法
入所支援	1. 入所支援サービス 2. 通所支援サービス		居宅介護 同行援護
通所支援		児童発達支援 医療型児童発達支援 放課後等デイサービス 保育所等訪問支援	行動援護 短期入所 移動支援 訪問入浴
障害児相談支援			日中一時支援

要な支援の度合いに応じて適切なサービスの量が決められている．

● **サービスを利用する際の費用**

また，サービスを利用したときの費用については，定率負担になっている．例えば，2016年現在，非課税世帯では負担は0円，市民税の課税世帯（おおむね収入が890万円以下）で，通所施設利用の場合は一律4,600円が上限となる．このように，所得に応じて段階別に上限が設定されているため，サービス利用が多いからといって高額な負担になるというわけではない．

自立支援医療制度

医療費についても，心身の障害を軽減するために必要な医療について，自己負担額を減らす制度として「自立支援医療制度」として公費負担による医療制度がある．これも世帯の所得によって，上限額が決められているが，最も多い場合でも1割負担となる．

〔一松麻実子〕

11 障害のある子と教育

　子どもは家庭，保育園や幼稚園，義務教育の小学校と中学校，その後は高校や専門学校や大学などで学び続ける．知的障害・発達障害（以下，発達障害と総称する）のある子どもの場合，乳幼児期は家庭以外に療育施設や通園施設，学齢期は小・中学校の通常学級や特別支援学級あるいは特別支援学校の小・中学部，さらに高校や高等部などで学ぶ．家庭や学校以外に，子どもは地域で生活して学ぶ．ここでは障害のある子どもの教育の問題をいくつか取りあげる．

障害の理解と教育

1　教育の根拠と行程

　医療の領域では以前から「根拠に基づく医療」（evidence based medicine）と「治療行程の明示」（clinical path）が標榜されてきた．診断は病気の理解であり，診断を根拠にして治療の内容を決める．そして治療や回復の道筋が示される．

　教育も基本は同じである．障害のある子どもの教育につなげられる障害の理解が欠かせない．理解は教育の内容を導き，また教育の道筋を描く根拠にもなる．前者は「根拠に基づく教育」（evidence based education）であり，後者は「教育行程の明示」（educational path）である．これらが明確にされなければならない．

2　行動による障害の理解と教育

● 行動によって「診断」される

　発達障害のある子どもは概して行動（ふるまい）で理解されやすい．ほかの子どもと違う行動や周りに合わない行動は目立つ．この目立つ行動で子どもを理解する仕方の典型は発達障害の「診断」である．診断は子どもの目立つ行動をいくつか組み合わせて発達障害の有無と種類を決めている．例えば，コミュニケーション行動が少ない，対人的な行動が少ない，こだわり行動が強いなどが目立つと自閉症スペクトラム障害と診断される．

● 行動の改善と子どもを伸ばす方向へ

　子どもを行動から理解する以上，教育の内容は行動の改善であり，教育の行程は行動を改善するまでの道筋（プログラム）になる．行動の改善は具体的には望ましくない行動を減らす，あるいは望ましい行動を増やすことである．心理療法や行動療法としてはこれでよいかもしれないが，教育の立場では行動を変えて終わりにはならない．その次に子どもを伸ばす視点がなければならない．

3　脳機能による障害の理解と教育

　発達障害は言語，注意，認知，記憶などの高次の脳機能に問題がある．日常生活や学校生活上で子どもが示すさまざまな能力や行動には高次脳機能が基盤にある．発達が順調な高次脳機能や遅れのある高次脳機能（強みと弱みの機能）が組み合わさって能力や行動の特徴としてあらわれてくる．目立ちやすい日常の能力や行動で子どもを理解することも必要だが，それらの基盤である高次脳機能の状

Point of View

態を理解しないと教育の内容や行程の根拠，および教育の原則や一貫性を担保することは難しい．

　高次脳機能の強みと弱みを理解できれば，弱みのある機能を伸ばす課題の工夫や強みのある機能を利用して日常生活で子どもが苦しまないための工夫ができる．また能力や行動の基盤を理解できれば，教育に原則や一貫性をもてる．残念ながら，高次脳機能の理解は発達障害のある子どもの教育で一番不足している点である．

教育の連携

1　病気の治療にみる連携

● 保護者と医師の連携

　あまり意識しないかもしれないが，身体の病気では保護者と医師が理解を共有して連携して治療している．例えば子どもの具合が悪い場合，保護者は子どもを病院に連れて行く．専門家としての医師は同席している保護者の前で診察する．聴診器をあてたり，熱を測ったり，喉の赤さを診たり，咳の有無を確認したりする．保護者は医師の診察の仕方を観る．

　医師は子どもの様子を確認したあとで保護者に「熱があり喉が赤くて咳も出ています」と子どもの身体の状態を具体的に説明する．いくつかの症状を総合的に判断して「風邪ですね」と診断して病気の内容を説明する．次いで「熱が高いから解熱剤を出します」，「喉が赤く咳が出ているから咳止めの薬を出します」と治療の内容を説明する．そして「3日くらいで熱が下がります」と回復までの見通し（行程）も伝える．

　このように病気の内容，治療の方針，そして治療と回復の行程が説明されるので保護者は納得して安心できる．さらに医師は「家に帰ったら消化によいものを食べさせて身体を休めてください」と助言する．これは子どもが病気から回復しやすい環境を家庭で整えるということである．保護者は医師の説明を理解して家庭でも治療に協力する．つまり，保護者と医師が協働して病気を治す体制を整えている．

2　教育に必要な連携

● 保護者と教師の連携

　発達障害のある子どもの教育も基本は同じである．保護者と教師が子どもの理解を共有して，家庭や学校で矛盾のない教育をすることが重要である．子どもにとって家庭と学校は二大生活環境である．家庭と学校での教育が一致していなければ，子どもの伸びる力を最大に引き出せない．教育を一致させるには，保護者と教師が子どもの障害を共通して理解することが前提になる．保護者と教師のそれぞれが勘と経験に頼っていては共通した理解は難しい．

　発達障害のある子どもは目立つ行動で理解されがちである．しかし，行動は場面や状況によって変わる．子どもの行動は家庭と学校で違う．子どもの行動だけから保護者と教師が共通した理解をもつのは難しい．家庭や学校での行動に共通するものによる理解が必要になる．さまざまな場面や状況での行動に共通する最大公約数とはそれらの基盤になっている脳機能である．保護者と教師が子どもの脳機能について共通した理解を得られる機会や場が欠かせない．残念ながら，現状ではそのような機会や場が不足している．専門家との連携など今後の充実が望まれる．

● 地域との連携

　発達障害のある子どもの教育には地域との連携も大切になる．発達障害のある子どもの生活の場は

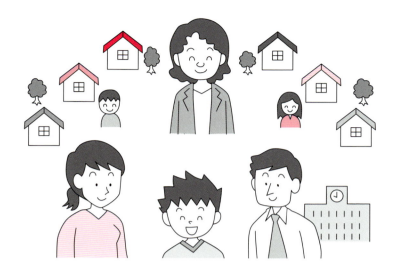

　地域である．その地域に暮らす人たちの理解がなければ生活しづらい．行政的・福祉的なサポートがいくらあったとしても，生活する地域に発達に遅れのある人たちを理解する土壌がないと排除されてしまいがちになる．地域における発達障害の知識の啓発が欠かせない．

ライフステージと教育

1　学びのステージ

　子どもは学校の授業で読み・書き・計算などの教科の知識を学ぶ．また子どもは学校の集団活動を通じて社会生活に必要な基本的な規則や技能を学ぶ．これらは子どもが生活するどのような場面にも共通して必要になる．さらに学校で就労に向けた知識や技能を学ぶこともある．

　発達障害のある子どもの多くは就学前は保育園や幼稚園で保育や教育，または療育センターや通園施設で療育を受ける．就学後は学校の通常学級や特別支援学級，あるいは特別支援学校に通い，自立活動や教科学習や就労に関する教育を受ける．

● **子どもの生活年齢と発達年齢を考慮する**

　発達障害のある子どもは生活年齢（実年齢）に比べ，発達年齢（精神年齢）が遅れがちである．これを考慮して子どもの発達ステージに応じた教育が欠かせない．その一方で，子どもの生活年齢に見合ったライフステージに配慮した教育も求められる．さらには，子どもの将来の生活を視程においた教育も大切になる．

2　ライフステージと役割

　ライフステージを就学前期，就学期，就労期，そして高齢期に分けた場合，各期には社会的に期待されるそれぞれの役割がある．例えば，就学前期には自立した生活に必要な基本的な日常生活能力を身につけることが求められる．就学期には知識や社会生活能力の獲得が求められる．生活年齢と発達年齢に大きな差があるとき，ライフステージから社会的に期待される役割を一方的に押しつけられるのは苦しい．ライフステージを前提にして無理させがちな教育を課しがちになる．

Point of View

● **特別支援学校の教育で求められること**

　特別支援学校の教育でいえば，就学期には日常生活に必要な知識や技能の獲得が基本になる．これらは領域に限られない一般的な知識や技能の教育でもある．中学部あるいは高等部では卒業後に社会参加が求められる．将来のライフステージで求められる就労という役割を視程に入れて教育の内容や行程を考えなければならない時期である．就労を教育の視程に入れたとき，ある職業に特化した知識の教育が求められる．さらに就労後に仕事を続けていくには，仕事上の楽しみ，仕事を続けていくモチベーション，職場の雰囲気，あるいは仕事以外の楽しみなどさまざま問題が関係する．生きて生活する個人としての仕事の喜びや職場での楽しみが欠かせない．つまり，生き方といった個人的な価値への教育的な支援も関わってくる．

● **発達ステージとライフステージの調和と子どもへの教育**

　生活年齢と発達年齢に違いのある子どもにライフステージや将来の生活を見越して教育するのは難しい．はっきりした答は難しくとも，発達ステージとライフステージを調和させて子どもに無理をかけすぎない教育をどのように実現するかは絶えず考え続けなければならない重要な問題でもある．

発達の「壁」と教育

1　発達の「壁」

　子どもの発達には「9歳の壁」あるいは「10歳の壁」といわれる発達が滞る現象があることが指摘されている（以下，「9歳の壁」とする）．「9歳の壁」はもともとは聴覚障害のある子どもにみられがちな小学校高学年で学力が停滞する現象を表していた．健常発達の子どもでも学習内容が高度になる9歳から10歳頃になると授業を理解しづらい子どもが増加することを「9歳の壁」と表現する場合もある．発達障害のある子どもの「9歳の壁」は小学校高学年の水準の読字や書字や数の操作を獲得できず，低学年の水準に停滞しがちな状態をいう．

2　発達障害のある子どもの「壁」

　発達障害のある子どもの場合，「3歳の壁」と「6歳の壁」もある．

　「3歳の壁」は音声言語の獲得が遅れる状態である．健常発達の子どもは3歳になると音声言語が一定の水準まで発達し，思ったことを話し，言われたことを理解できる．しかし発達に障害がある場合，音声言語の獲得が遅れて，ことばが出ない，ことばがわからない段階に留まる子どもがいる．

　「6歳の壁」は音声言語よりも高次の言語の獲得が遅れる状態である．聞きことばや話しことばはある程度発達しても，読み・書き・計算という文字言語の獲得が遅れる．音声言語を基盤にして獲得される，より高次のことばの学習が制限される．

　「9歳の壁」は抽象的な思考，計画的な行動，そして価値の判断の獲得が遅れる状態である．自分で考え，善悪を判断し，自己決定していく力の獲得の難しさである．健常発達の子どもでもこれらの獲得はまだ不十分だが，少なくとも日常生活ではそれらの力をうまく使いこなす．

　ことばの働きでまとめれば，「3歳の壁」は外言語を獲得する遅れ，「6歳の壁」は外言語から内言語への移行の遅れ，そして「9歳の壁」は内言語を操る力の遅れである．

　発達障害のある子どもの教育に際しては，「9歳の壁」に加えて，「6歳の壁」と「3歳の壁」の存在も考えていかなければならない．子どもに合わせたきめ細かな指導の仕方や教材の工夫などが望まれる．

自己決定と教育

1　自己決定の前提

　発達障害のある子どもは自己決定がうまくできない．自己決定には物事の価値の判断が必要になる．成人の高次脳機能障害の研究から，意思の選択と決定や価値の判断には大脳の前頭葉の下部の内側（腹内側部）が関係していることがわかっている．この領域は知識と情動（感情）と身体の信号（内臓からの信号を含む）などを統合して，意思の選択と決定や価値の判断，つまり自己決定に大切な役割を担っている．

2　自己決定と教科

　自己決定の教育は大変難しい問題である．知識と情動と身体信号の統合を意識した教育が求められる．学校の教育ではこれらのうち，知識は国語や算数や社会や理科といった教科の教育が担う．

● **身体の信号を統合する力を育む教育**

　身体の信号への積極的な関与には五感と内臓感覚の育みが大事になる．見たり，聞いたり，体を動かしたりして，五感や内臓信号や自律神経系の信号など身体の信号を統合する力を育む必要がある．教科では体育の役割になる．跳び箱をうまく跳ぶなどの特定の運動技能の習得を目指した体育ではなく，身体の運動活動を通じた身体信号の統合を意識した体育が大切になる．

● **感情を育む教育**

　自己決定には柔軟な偏りのない意思選択と決定，そして価値判断が欠かせない．このためには，感情の多様さや深さが必要になる．現在ある教科で感情の育みに関係するのは芸術関連の音楽や美術になる．しかし，従来の芸術関連の教科では感情を育むことを明確に意識してきたかは疑わしい．音楽では歌い方や楽器の演奏の仕方といった技能や作曲家の名前などの知識の教育が多い．美術も絵の描き方や画家の作品と名前などの技能や知識の教育が中心であろう．感情の豊かさや深みや表現などの育みを指向した教育が十分でないように思える．

3　自己決定への教育

　健常発達の子どもは自己決定や価値判断の基になる知識と感情を間接的な経験で育むことができる．間接的な経験の典型は読書である．読書によって他者の経験を間接的に経験して，知識だけでなく，感情や情動を共有したり追体験したりできる．しかし発達障害のある子どもの場合，文字言語が習得できていなければ本を読めない．自閉性の問題から感情の共有が苦手な子どももいる．そのような子どもに知識や感情や身体信号をそれぞれ育み，さらにこれらをまとめ上げる教育はどうすればよいだろうか．

　学校は集団生活の場であり，他者と協同した作業や活動を通じて感情の交流を強く指向した教育も重要になる．いずれにしても発達障害のある子どもの自己決定や価値判断の基盤になる力を育むことを積極的に指向した教育が求められる．

Point of View

脳科学と教育

1 脳科学への期待と現実

　教育は子どもの「心」への働きかけといえる．教師は教育の対象として子どもの心を漠然と想定しているはずである．心の基盤は脳であるために，教師や教育関係者は脳科学に教育的な期待をかけやすい．また指導方法や教材やカリキュラムといった具体的な教育実践の根拠や妥当性を脳科学に求めたい思いが強い．教師や教育関係者が脳科学に強い関心をもつ理由でもある．一方，脳科学の現実は脳の解剖学的な構造（脳のつくり）や生理学的な機能（神経伝達物質や脳波や脳血流）の解明が中心である．脳の解剖構造や生理機能がわかっても，教育には直接つながらない．

　脳科学に教育の根拠を求めるとき，その限界と制約と可能性をしっかりと考えなければならない．ある課題で「脳の血流が増えた」などの知見を単純に信じて飛躍して考えたり，そのような結果を拡大解釈して安易に教育と結びつけたりするのは子どもに不利益を与えかねない．昨今，脳科学の用語を乱用した教育関係の本も多い．安易に信じ込まず内容を批判的に見極めることが大切である．

　脳科学を教育につなげるには，脳と教育を関連づける共通したものがなければならない．そのような共通項に心がある．脳科学は心の神経基盤を考え，教育は心の育みを考えている．脳科学と教育を心に関連づける見方（モデル）が必要になる．

2 脳科学と教育の関係づけ

● 神経心理学的な見方

　発達障害のある子どもへの教育を脳科学と関係づける見方として，現時点で最も実践的で役に立つのは神経心理学であろう．神経心理学は脳と心の関係を扱ってきた．脳損傷後に生じる心の変化から，心を理解する見方を提供してきた．心は言語や認知や記憶などさまざまな高次脳機能から成り立っているとする見方である．神経心理学の見方については本書の「神経心理学的な見方」（Point of Viewの⑦，⑧の項目）で詳しく扱っている．

● 高次脳機能での見方

　心の基盤である脳と密接に関係した高次脳機能という見方で発達障害のある子どもをみると，高次脳機能という心の部品の強みと弱み，つまり発達の凹凸をとらえやすい．心を漠然とみていてもその子どもに適した教育はできない．子どもへの教科教育も同じである．つまずいている原因を正確に理解しなければ，その子に合った指導はできない．「算数が苦手」という大まかな理解からは，「算数を勉強しなさい」という指導しかできない．何にまたはどこでつまずいているのか確認しなければ具体的に指導はできない．ことばに問題があれば，その問題は話すことかにあるのか，聞いて理解することにあるのか．聞いて理解するのが苦手であれば，音が聞こえているのか．聞こえているのであれば，音を識別できているのか，といったようにことばの部品一つひとつの働きを確認する見方が欠かせない．

　心を高次脳機能という部品からみる見方には根拠がある．高次脳機能障害の研究にから，脳のどの領域と心の部品が関係するかなどはかなり細かくわかっている．またさまざまな支援の技法もある．これらは発達障害のある子どもの教育にもっと活用すべきである．

障害のある子への教育観

　発達障害のある子どもを指導する場合，教育の根本をどのように考えるかは重要な問題である．教育の根本には「注入」と「開発」という観点がある．

1　「注入」という教育

● "できないこと"に注目しやすい

　発達障害のある子どもは日常生活や学校生活でうまく"できない"ことが多い．保護者や教師など周りは健常発達の子どもと比べて，"できない"ことに注目しやすい．そして，"できない"からこそ，子どもに"できないことをやらせて，できるようにさせよう"という見方をしがちである．言い方を変えれば，子どもの足りない力を"外側"から強制的に埋め込もうとしがちである．

　このような見方による教育は「注入」観による教育といってよい．保護者や教師や指導者は子どもに不足している力を身につけさせたいという，子どもによかれと思っての教育であろうが，発達障害のある子どもにとっては厳しい教育になりがちである．現時点で子どもが"できない"ことを思慮なくやらせることは，子どもに失敗を経験させやすい．失敗経験の蓄積は子どもに無力感を味わわせ，効力感を奪い，意欲をなくさせ，あきらめの早さを生じさせやすい．また，子どもは"できない"課題やそれを強要する大人に嫌悪感をいだきやすい．

　発達障害のある子どもは遅れのある力を最大限に駆使して日常生活や学校生活を送っている．そのような状態にある子どもにとって，「注入」観に立つ指導は大変に厳しい．発達障害のある子どもの多くにみられるあきらめの早さの背景には，このような子どもにとって苦しい教育観が関係している可能性がある．

2　「開発」という教育

● "できること"に注目すること

　対して，"できない"からこそ，子どもの"できることからはじめて，できることを増やそう"という見方による教育がある．「開発」観による教育である．現時点で子どもが"できる"ことと"できない"ことを確認して，"できる"ことの上限に配慮して子どもを指導する仕方になる．言わば，子どもの力を"内側"から自発的に引きだそうという指導の仕方である．

　上限の"できる"ことは，子どもにとっては適度のがんばりが必要になる．そのために，できた経験は子どもに成功を経験させる．成功経験の蓄積は子どもに達成感や効力感を感じさせ，意欲を増加させる．また子どもは"できる"課題やそれを指導する大人に親近感をいだきやすい．

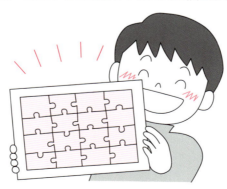

〔坂爪一幸〕

Point of View

12　働く

　障害のある子どもたちも，当たり前のことだがいつかはみな大人になる．かわいらしかった子どもたちの声が変わったり，ひげ面になったり，初潮を迎えて女性らしい体つきに変化していく．その後，青年期，壮年期といわれる時期がやってくるが，その時期は私たちと同じで非常に長い．その中で，多くの時間を費やすのが働くことである．

　働くことについては，人によってさまざまな考え方があるだろう．働くの語源は「端（はた）を楽にすること」だといわれる．周りの人を楽にする，幸せにすることだという．働くことは大変だが，働くことで得られる喜びはいくつもある．例えば，お金が手に入る，居場所になる，やりがい，生きがいを得られる，感謝されるなどなど．仕事をすることによって得られるものは大きい．

お手伝い

　障害のある子のお母さんたちに，家庭でのお手伝いを課題としてお勧めすることが多い．自分のことだけではなく，一歩進んで家族のための仕事をして感謝される，というちょっと高度な喜びを感じさせられるといいですね，と伝えている．自分の力を発揮して認められる，そしてそれを喜べるという感覚が，将来の働くことの根底につながると思う．お手伝いのレベルも，その子の力に応じてレベルアップを求めたい．決してこれくらいでよい（仕方ない），と妥協してしまわず，教えていくという心づもりでいつつも，きれいになるまで，きちんと仕上がるまでを求めていくほうがよい．お金をもらえるだけの仕事はいい加減では済まされないし，ほめられたり，評価されるのも仕事のできばえがちゃんとしたものになっていてこそ，である．

楽しい時間

　仕事には，日中の緊張感もあり，またそれを緩めるための余暇の時間も大切である．楽しいと思える時間，緊張を解放できるような楽しみをバランスよく生活の中にもっていることが働くことを継続させるのであろう．障害のある子どもたちの楽しみとしては，ユーチューブやゲームもあるが，電車でのお出かけ，プール，マラソン，カラオケ，ボーリングなどを楽しみとしている子どもたちも多い．

障害のある人が働く場

　障害のある人が働く場として，企業，福祉施設での就労継続支援事業所がある．一定規模以上の企業では，障害者雇用といって一定の割合以上に障害者を雇用しなければいけないことになっている．2016年現在では従業員の2％というのが雇用率である．社会全体としてこの障害者雇用率は未達成という状態ではあるが，雇用率は右肩上がりに上がってきていて（図1），障害のある人の働く場は増えている．

　福祉施設での就労に関する事業所は，就労継続支援A型事業所，就労継続支援B型事業所，就労移行支援事業所がある．A型，B型は利用の期限なく，就労の場として利用が可能である．A型では労働の対価として働いた時間に応じて給料が支払われるが，B型は労働ではなく「工賃」として日中の活動や作業に見合ったお金が支払われる．A型の平均工賃は，69,458円，B型の平均工賃は14,437

円（どちらも平成25年度調査による）である．また就労移行支援事業所は，2年という期限付きで，企業就労に向けての訓練を行うための事業所である．

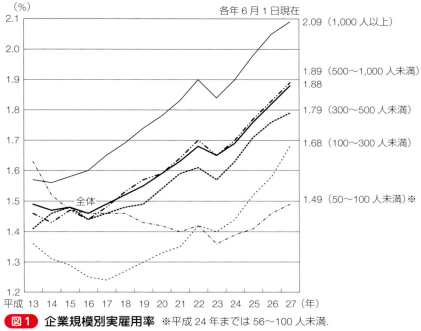

図1 企業規模別実雇用率　※平成24年までは56〜100人未満．
（厚生労働省．平成27年障害者雇用状況の集計結果．
〈http://www.mhlw.go.jp/stf/houdou/0000105446.html〉より一部改変）

働くために必要な力とは

　障害のある人の働き方はさまざまあるが，どの場であっても共通なこととして，定時に出勤して，一定の時間を働けるという安定した生活，それを継続する体力，挨拶や報告などの基本的なコミュニケーションの力，いわれたことをやる，間違ったときには謝るという素直な気持ち，それをやり続けるだけの集中力，多少のことではめげない，あるいはめげても切り替えて立ち上がれるたくましさ，楽しめる余暇がある，お金を使う楽しみがあることなどがあげられる．

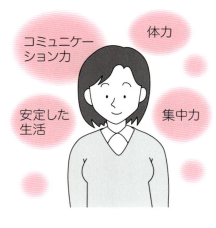

〔一松麻実子〕

索引

・・・ 和文索引 ・・・

い
イヤーマフ　48
インリアル・アプローチ　17

え
絵カード　51

か
関わりことば　43, 46
学習障害　80
学童保育クラブ　58
仮説　55
観察学習　34

き
疑問詞　6
教師　108
記録　54

け
ケースワーカー　103
限局性学習障害　95, 99
言語聴覚士　103

こ
高次脳機能障害　92
合理的配慮　2, 5
国際障害分類　102
国際生活機能分類　102
コミュニケーション障害　94, 99

さ
再生医療　103
再評価　55, 83
作業療法士　103

し
失語症　100
児童発達支援　58, 105
自閉症スペクトラム障害　48, 67, 94, 99
社会的感情　31
社会的参照行動　32
就労継続支援事業所　114
障害児福祉手当　105
障害者総合支援法　105
助詞による理解　25
助詞の誤用　28
自立支援医療制度　105
身体障害者福祉手帳　104
新版K式発達検査　15

せ
生活年齢　52, 109
生活リズム　57
精神障害者保健福祉手帳　104
精神年齢　52, 109
世界保健機構　102
先制医療　103

た
田中ビネー知能検査Ⅴ　15

ち
地域　108
知的障害　71
知的発達障害　62, 94, 99
知能指数　91
注意欠如/多動性障害　72, 96, 99
抽象語　6

て
手帳　104

と
統語方略　24
特別支援学校　110
特別児童扶養手当　105

に
二語文　23

は
発達指数　91
発達性協調運動障害　76, 96, 99
発達年齢　52, 109
バリアフリー　3
判断基準　37, 40

ひ
評価　55, 59, 83

ほ

保育所等訪問支援　105
放課後等デイサービス　58, 105
保護者　56, 58, 108

め

メタ認知　82

も

モデリング　40

ら

ライフステージ　109

り

理学療法士　103

リ

リハビリテーション　102
療育手帳　104
臨床心理士　103
臨床発達心理士　103

わ

ワーキングメモリ　10

◆◆◆ 欧文索引 ◆◆◆

A

AD/HD　72, 96, 99
ASD　48, 67, 94, 99

D

DQ　91
DSM-5　62, 89

I

ICF　102
ICIDH　102
ID　71
IQ　91

S

S-S法　17, 20

W

WHO　102
WISC-IV　15

・ JCOPY 〈(社)出版者著作権管理機構 委託出版物〉
本書の無断複写は著作権法上での例外を除き禁じられています．複写される場合は，そのつど事前に，(社)出版者著作権管理機構（電話 03-3513-6969，FAX03-3513-6979，e-mail：info@jcopy.or.jp）の許諾を得てください．

・ 本書を無断で複製（複写・スキャン・デジタルデータ化を含みます）する行為は，著作権法上での限られた例外（「私的使用のための複製」など）を除き禁じられています．大学・病院・企業などにおいて内部的に業務上使用する目的で上記行為を行うことも，私的使用には該当せず違法です．また，私的使用のためであっても，代行業者等の第三者に依頼して上記行為を行うことは違法です．

イラストでよくわかる
知的障害・発達障害のある子どもへのコミュニケーション支援
合理的配慮にもとづいたことばとこころのサポートブック　　ISBN978-4-7878-2284-0

2016 年 10 月 27 日　初版第 1 刷発行

編　　集	湯汲英史（ゆくみえいし）
発 行 者	藤実彰一
発 行 所	株式会社　診断と治療社
	〒 100-0014　東京都千代田区永田町 2-14-2　山王グランドビル 4 階
	TEL：03-3580-2750（編集）　03-3580-2770（営業）
	FAX：03-3580-2776
	E-mail：hen@shindan.co.jp（編集）
	eigyobu@shindan.co.jp（営業）
	URL：http://www.shindan.co.jp/
イラスト・装丁	松永えりか
印刷・製本	三報社印刷株式会社

©Eishi YUKUMI, 2016. Printed in Japan.　　　　　　　　　　　　　　　[検印省略]
乱丁・落丁の場合はお取り替えいたします．